湛庐 CHEERS

与最聪明的人共同进化

HERE COMES EVERYBODY

CHEERS
湛庐

别让慢病找上你

LIVE YOUNGER LONGER

[美] 斯蒂芬·科佩基 著
Stephen Kopecky, M.D.

管秀兰 李杰 译

浙江科学技术出版社·杭州

如何健康地活到 100 岁？

扫码加入书架
领取阅读激励

- 因不良的生活习惯，现代人更容易患上哪种疾病？（单选题）

  A. 癌症

  B. 糖尿病

  C. 心脏病或脑卒中

  D. 慢性呼吸道疾病

扫码获取
全部测试题及答案，
一起了解如何预防"生命的
头号大敌"慢性疾病

- 统计发现，以下哪种血型患心肌梗死的风险更大？（单选题）

  A. A 型

  B. B 型

  C. O 型

  D. AB 型

- 要想改善自身的健康状况，关键是要养成简单易行、成本较低却对健康大有裨益的习惯，以下属于这种习惯的是：（单选题）

  A. 少吃肉

  B. 选择新鲜农产品

  C. 创造更多的独处空间

  D. 养成晚上运动的习惯

扫描左侧二维码查看本书更多测试题

献给与我相濡以沫的爱妻琳达,
你是我生命中不可或缺的氧气。

自 序

预防胜于治疗：我的健康觉醒之路

在接受全面癌症治疗后不久，40岁生日那天，我又收到了肿瘤医生的通知：在寻找残留癌组织的时候发现腹部还有一个肿块，需要再次手术。这是我第二次患癌，且这次的癌与在医学院时第一次发现的有所不同。第一次我接受了手术和放疗，而这一次则需要手术和数月的化疗。

与癌症做斗争成了我生活的重心，也让我更加领悟到了那句俗语——"健康的人有千万个愿望，而患者的愿望却只有一个（A healthy person has a thousand wishes, a sick person only one）"的深刻含义。从那时起我便暗下决心：如果足够幸运，得以康复并幸存下来，那么我一定会竭尽所能远离癌症。于是,我开始试着学习如何免于患癌和其他重大疾病,并思考自己应该为此采取哪些措施。

当时,我是一名介入性心脏病学专家,擅长治疗心肌梗死和实施冠状动脉造影术。这意味着,我更擅长的是医学治疗,而不是预防疾病。学习如何预防疾病对我来说颇有些新鲜,但我得到的结论却让人大吃一惊:首先,我发现自己尽管患过两次癌,未来却最有可能死于心脏病;其次,我还发现,6个关键的生活习惯会导致人们患上心脏病、癌症、阿尔茨海默病、糖尿病等当今世界普遍存在的严重疾病。

我不得不接受一个几乎所有40岁左右的人都不愿意面对的问题,那就是自己最终难逃死亡的命运。进一步研究这个问题,我发现人们在生命走向终点的时候,大致有4种临终模式:1小时内突然去世;身患绝症,在几个月内迅速死亡;器官衰竭;去世前身体长期处于虚弱状态。后两种模式通常意味着一个人已被疾病缠身几年甚至几十年。

而且,6个关键的生活习惯会引起多种慢性疾病,并最终导致人的这4种临终模式。受那句俗语的启发,我下定决心,如果自己足够幸运,能够再次从癌症中完全康复,那么余生我一定会竭尽所能,争取最大限度地呵护自己的身体。这最终使我走向了医学预防领域,也就是我现在每天所从事的工作。我写这本书的目的,就是希望帮助人们达到健康生活的目标。为了实现这个目标,我们到底应该如何做呢?在本书里,我总结了自己所学到的和领悟到的所有知识,并将其分享给我的读者。

目 录

自 序　预防胜于治疗：我的健康觉醒之路

第一部分　要长寿，更要健康长寿

什么在威胁我们的生命　003

> 从统计数据来看，心脏病是人类大敌。在许多情况下，癌症幸存者最终更可能死于心脏病而非癌症。那种主要由不健康的生活方式等因素所引起的、损害心脏和血管的疾病，以相当大的优势占据死因榜首。

两次患癌经历　005
头号杀手：心脏病　008
迈入长寿社会　009
亲身经历给我的反思　011

身体怎么就生病了 017

在慢慢变老的过程中，真正影响我们健康并最终置我们于死地的，往往是那些长期因素，包括心血管疾病、糖尿病、老年痴呆和其他常见的慢性疾病等。疾病来自我们每天所做的那些微小的、看似无关紧要的选择。

日积月累的慢性疾病 019
慢性炎症：从自然防御到破坏性突变 024

何为健康寿命 031

一个人虽然可以活到 90 岁，但最后的 10 年甚至更长时间有可能是在床上、疗养院或老年痴呆中度过的。对许多人来说，这根本算不上生活，当然更不是他们梦想中的样子。寿命是生命存在的年数，而健康寿命是在世期间未受慢性疾病和老年失能的影响健康度过的这段时间。

寿命与健康寿命 033
慢性疾病的代价 035
引发慢性炎症的生活方式 036
像保养汽车一样保养身体 039

改变，从小目标开始 041

我们或许能够在短期内保持简单的饮食、实施周密的健身计划或者非同寻常的睡眠计划。但这些极端行为通常经不起时间的考验，无法最终成为持久的习惯。在精疲力尽或备感压力的时候，我们往往又会恢复原样。

慢慢来，先获得一个小胜利 044
让习惯成自然 045
习惯养成的 3W 法则 048

巩固胜利的果实　055
把旧习惯"哄下楼"　057

80/90 职场人，你的健康还好吗　061

> 千禧一代通常被定义为 1981—1996 年出生的人，他们中的大多数人基本上已经清楚应该为自己的健康做些什么。大多数千禧一代在一些方面能够养成健康的生活习惯，但在另外一些方面做得不够好。研究表明，千禧一代往往比前几代人更注重锻炼，但在压力管理方面做得不尽如人意。

千禧一代的健康状况　066
大脑依靠习惯做事　068
健康的习惯可以很惬意　070
健康的习惯可以很环保　071
健康，要从年轻时投资　074
从家庭角度重新看待习惯　076

退休后，如何保持健康　079

> 即使你已经超过 65 岁，从现在开始注重健康生活，也会让你感觉仿佛回到了四五十岁。只要做出改变，即使只多吃一口健康的食物或者只做 3 分钟活力四射的运动，也能大大改变你的日常生活方式，并延长健康寿命。

影响健康的老年病　082
坚持运动，注意饮食，延缓衰老　083
寻找目标，精彩度过后半生　088
明确生活的意义，活出最好的自己　089

增强免疫力，打好基础　095

我们常常不重视自己的免疫系统，而它却默默地努力守护着我们的健康。这个复杂的系统是身体的主要防御体系，它不间断地监视来自身体内外的威胁。通过了解一些原理或者知识，我们就可以更清楚地知道如何改善或增强我们的免疫力。

新冠与基础疾病的冲突　097
如何提高免疫力　100

第二部分　6个步骤，让健康更长久

第一步：把健康饮食作为习惯　109

不科学的饮食方式是导致人们生病和过早死亡的首要风险因素。心脏病是人类的头号杀手，而我们吃进嘴里的东西则是它背后的最大诱因。饮食对衰老也有着深远的影响，饮食不当容易引发癌症、糖尿病及其他疾病。

食物影响健康　112
良好的饮食模式　114
现有的饮食结构有什么问题　120
我们如何改变饮食方式　132

第二步:坚持运动,锻炼体能　139

根据身体本来的运作特点,我们需要不同类型的体育运动来保持和改善自己的健康状况。假设你能做到每30～60分钟活动一次,每次持续2～3分钟,就不属于久坐不动人群。增强体能需要通过系统、长期的锻炼,这能帮助我们增强耐力、力量、灵活性和柔韧性。

为什么要坚持运动并锻炼体能　142
如何才能避免久坐不动　143
如何将运动融入日常　145
坚持不懈地运动　158

第三步:优先保证睡眠　161

我们一生中大约1/3的时间都在睡觉。在睡眠期间,身体通常会进入节能模式,比如肌肉会放松,血压会下降10%～15%。与此同时,某些有助于身体恢复的生理活动也增强了。睡眠为细胞的自我修复和新细胞的生成创造了条件,从而利于人的健康长寿。睡眠不足会扰乱这些关键过程,持续的睡眠不足会对我们的健康造成长期影响。

为什么睡眠如此重要　164
怎样才算一夜好眠　168
睡眠不好的原因　169
如何才能睡得更好　174
当睡眠中断成为常态　176

11 第四步：学会驾驭压力 179

> 压力对我们的影响可能是长期而缓慢的，也可能是突如其来的。压力可能是生活中的客观存在，我们无法完全摆脱，但不见得要让它主宰我们的生活。学会以合理的方式来应对和缓解压力会对我们的健康长寿、幸福安乐产生重要的影响。

压力之下的身体反应　182
积极管理压力　186
积极寻求社会支持　194

12 第五步：避免吸烟 201

> 众所周知，吸烟会损害人的健康并影响寿命，数百万人患有与吸烟相关的疾病。吸烟除了给身体带来危害之外，还会给吸烟者、医疗保健系统和社会造成经济负担。尽管对吸烟的危害进行了警示和教育引导，但吸烟仍然是导致某些疾病甚至死亡的重要原因之一。

时至今日，人们为何仍然吸烟　204
吸烟的危害　205
二手烟、三手烟与电子烟的危害　209
如何成功戒烟　213
戒烟的积极趋势　215

13 第六步：适度饮酒 217

> 酒很特别，因为人们既把它当作食物，又把它当成药物。作为食物，它能提供热量，从而让人恢复体力；但作为药物，它会让人神志不清，并对情绪和协调能力等造成影响。一些研究表明，少量饮酒可能对心脏有益，但过度饮酒会对身体健康和社会造成危害，这是尽人皆知的事实。

适度饮酒与酗酒的界限在哪儿 220
适度饮酒有什么好处 221
酗酒的代价 223
避免3种饮酒方式 225

14 如何做好体重管理 229

> 身体的脂肪累积到一定程度就会危害身体健康。体重增加得越多，就越影响健康长寿。健康专家普遍认为，身体超重对健康不利。在临床研究中，专业人士认为身体质量指数超过30千克/米^{2}就可以定义为肥胖。

你的体重健康吗 232
节食对减肥有帮助吗 236
如何保持健康体重 240

附　录　　**健康自测工具箱**　249

　　　　　　　1. 身体质量指数对照表　250
　　　　　　　2. 腰围对照表　252
　　　　　　　3. 腰臀比对照表　252
　　　　　　　4. 心肺功能对照表　253
　　　　　　　5. 俯卧撑测试对照表　255
　　　　　　　6. 基本伸展练习　256
　　　　　　　7. 饮食评估测试　259
　　　　　　　8. 评估优先事项　261
　　　　　　　9. 评估应激反应　262

致　谢　　265

译者后记　**一本能助你健康长寿的好书**　267

LIVE YOUNGER LONGER

第一部分

要长寿，更要健康长寿

LIVE YOUNGER LONGER

01

什么在威胁我们的生命

从统计数据来看,心脏病是人类大敌。在许多情况下,癌症幸存者最终更可能死于心脏病而非癌症。那种主要由不健康的生活方式等因素所引起的、损害心脏和血管的疾病,以相当大的优势占据死因榜首。

"生命终将随着时光流逝而逐渐凋零,但未老先衰、英年早逝完全可以避免。"

理查德·多尔(Richard Doll)爵士
英国流行病学研究先驱

我一直觉得自己会像父亲那样，成为一名心脏病医生。我曾经做过这样的计划：某一天，回到家乡圣安东尼奥市，加入父亲的诊所，和他一起工作，一起为改善我儿时生活过的社区的居民健康状况而努力。当然，这只是过去的计划，因为人往往会被生活裹挟，走上不同的道路，看到其他的可能性，并被带去新的地方。

两次患癌经历

20世纪80年代初，我20多岁，正值青春年华，意气风发，感觉一切都尽在掌握之中。在休斯敦市得克萨斯大学医学院的第四年，我准备游历美国，在不同的医疗机构各待上一个月。这是美国医学院毕业生的常见做法。通过游历，我将决定自己最终在哪里接受培训。在明尼苏达州罗切斯特市的妙佑医疗国际，我度过了令人大开眼界的一个月。之后，我又去了加州大学洛杉矶分校。

到达洛杉矶的几天后,我发现自己的睾丸上出现了一些肿块。这些肿块比较硬,没有痛感,但这正是恶性肿瘤的危险信号。活检证实,我得了一种叫作"精原细胞瘤"的睾丸癌。睾丸癌是造成年轻男性早逝的 5 大病因之一。幸运的是,我的癌症没有扩散,这大大增加了生存的机会。

回到休斯敦,我在安德森癌症中心接受了为期 6 周的放疗。正如每个癌症患者会告诉你的那样,接受放疗的几周感觉就像是几个月。我的 6 周的确像 6 个月一样漫长难熬。放疗伴随着副作用,我每天昏睡 16 小时,几乎昼夜不分,时间就这样稀里糊涂地过去了。

还好我当时正年轻,只是把这件事视为人生道路上的一个坎坷,并不认为它会长时间对自己产生较大的影响。我准备把这一切抛诸脑后,继续在医学生涯中锐意进取。

我的主治医生一度认为,患癌的经历会改变我的职业道路,甚至会让我转入癌症治疗领域。但我暗自思忖,觉得这不可能改变自己成为心脏病医生的既定目标。最终,我在妙佑医疗国际接受了 3 年的内科培训,并在那里完成了实习。我患癌之前能在妙佑医疗国际培训一个月是幸运的。如果时间推后一个月,一切都会不一样了。妙佑医疗国际的医疗团队齐心协力、竭尽所能地帮助病患,这一点鲜有机构可以与之相比。我在患癌后接受治疗期间,更深切地感受到了这一点。

在培训期间,我和琳达结婚,生下了我们的第一个孩子埃米莉。培训结束后,我们一家去了得克萨斯州。是时候实现与父亲一起工作的梦想了。但是,妙佑医疗国际一直吸引着我。在父亲的诊所工作了两年后,我又回到了那里,成了一名心脏病专家,并与琳达和 3 个孩子过起了幸福美满的生活。

39岁那年,我的睾丸处又出现了一个肿块,检查结果显示还是睾丸癌。但这一次结果更糟,是胚胎癌。这种癌更具侵袭性,已经扩散到了我的肺部(见图1-1)和身体的其他部位。治疗更加痛苦,不仅需要6个月的化疗,而且需要通过手术切除所有残留的癌变组织。

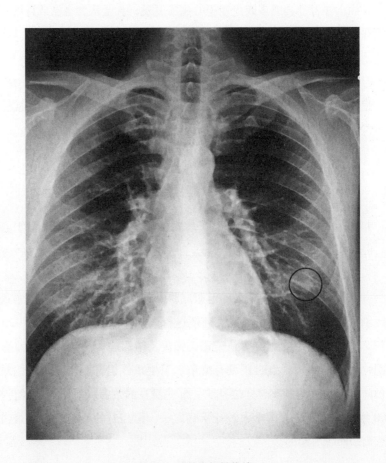

图 1-1 我的胸部 X 线片

1994年的胸部X线检查显示,胚胎癌已经扩散到我的肺部(圆圈部分)。我把这张胸片放在办公桌旁,以提醒自己现在仍能坐在这里工作是何等幸事。

治疗结束后,我又痊愈了。这时我意识到几个客观存在的事实:我已在40岁之前得过两次癌症;我有癌症家族史;我还有妻子和3个年幼的孩子;我得好好活下去;我要尽我所能防止第三次患癌。

癌症幸存者都会或多或少地担心癌症复发,甚至认为自己或许终将死于癌症。这些想法都是可以理解的,我最初也有类似的想法。

但作为一名心脏病专家,当看到全球越来越多的人死于心血管疾病时,我意识到,心脏病也是人类大敌。我还注意到另一个严峻的事实:在许多情况下,癌症幸存者最终更有可能死于心脏病。

头号杀手:心脏病

如今,心脏病是全球第一大夺命元凶,全球近1/3的病患死于心脏病。但以前的情况却大不相同。

一个多世纪前,人类最大的健康威胁来自传染病。这类疾病通常通过被污染的水、空气或不良的卫生环境进行人际传播。以美国为例,20世纪初,美国的主要致死疾病是流感、肺炎、结核病(也被称为"肺痨")和消化道感染疾病。当时还没有疫苗,卫生条件也普遍较差,人们对如何预防和治疗这些疾病也知之甚少,那些潜在的致命疾病从而大肆传播。1900年,心脏病是美国十大致死疾病之一,但当时的心脏病主要是由感染或瓣膜问题引起的。

图1-2反映了20世纪美国人死亡原因的变化情况。尽管美国人口急速增长,但流感和肺炎已不再是头号杀手。由不健康的生活方式等因素导致的心脏病以绝对优势占据了榜首。相比于传染性疾病,慢性非传染性疾

病给人类生命造成了更大的威胁。

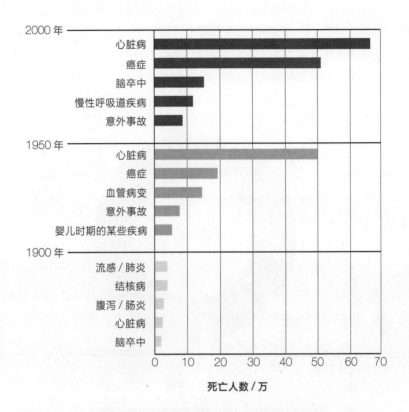

图 1-2　20 世纪造成美国人死亡的原因的变化情况

资料来源：美国疾病控制与预防中心。

迈入长寿社会

那么，这些年来是什么原因导致了上述变化呢？图 1-3 显示了一个重要的事实：随着生活环境和社会条件的变化，使人类保持健康或导致人类患病的因素在不断演变。

20世纪，随着医学不断进步，疫苗接种的普及、抗生素的应用、公共卫生系统的健全和健康教育的完善等因素共同减少了传染病对人类的影响。但与此同时，一些新的现象出现了，如吸烟和驾车的人正在不断增多，这意味着将有更多的人死于肺癌和车祸。

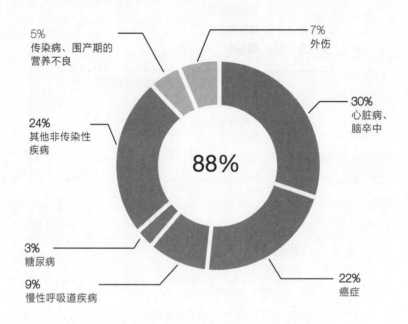

图 1-3　现代社会不同致死因素占比（以美国为例）

美国人的绝大多数死亡是由非传染性疾病，例如心脏病、脑卒中、癌症、肝部疾病、糖尿病等导致的，而这些疾病又大多是由不健康的生活方式引发的。
资料来源：美国疾病控制与预防中心、WHO。

医疗技术和检测水平也在不断进步，这有助于更有效地治疗现有疾病，并发现未知的疾病。此外，制造业和工业的进步也极大地影响了我们的日常生活、饮食习惯，并最终影响了我们的健康。例如，大多数人通常不会选择步行去商店，而选择驾车前往。许多人大部分时间都坐在电脑前伏案工作，而不会从事体力劳动。还有一些人不得不改变睡眠和饮食的模式,以便在夜间工作。

过去,我们的祖先依靠采集植物和狩猎为生。随着农业和制造业的发展,我们获取食物变得更加容易。因此,人类的饮食结构相应地发生了改变,这包括我们食用了更多的乳制品、谷物、精制糖、精炼植物油、盐、肉类等。

虽然现代加工食品方便实惠,但天然的未加工食品能让我们更健康。1970年,人类食用的糖中只有0.2%来自高果糖玉米糖浆。但到了2000年,在人们饮食的糖消耗量中,这种经过加工的甜味剂占到了大约1/3。脂肪的食用情况也是如此。在20世纪,制造业的发展致使人们对植物油、起酥油和人造黄油的消耗量分别增加了130%、136%和410%。

我们正身处一个繁荣且长寿的社会,但不幸的是,虽然科技日新月异,但我们身体的生理机能没有适应现代生活方式的变化。污染严重、压力过大、缺乏运动、睡眠不足、过量食用加工食品等造成了人类诸多健康问题,而这些问题导致的慢性疾病逐渐成为主要死亡原因。

此外,心脏病、癌症、肺病、老年痴呆等疾病往往从中年时期就开始发病,这不仅给患者及其家庭、社会带来了巨大的负担,而且还意味着患者受这些慢性疾病困扰的时间变得更长。慢性疾病会降低患者的工作能力,削弱其独立性和社交能力,大大降低患者的生活质量。换句话说,如果有人得了高血压、慢性阻塞性肺疾病、糖尿病等慢性疾病,不仅寿命会缩短,生活质量也会显著降低。

亲身经历给我的反思

不到40岁两次患癌,我曾确信自己终将死于癌症,甚至过早地死于癌症。第二次患癌时,我的3个孩子尚小:埃米莉8岁,凯蒂6岁,本仅有2岁。我多么希望自己能看着他们长大,我还想和妻子一起慢慢变老,享受更多的幸福时光(见图1-4、图1-5)。

为了活得更好、更久,我需要找出患癌的风险因素,并且尽可能地规避它们。顺便说一句,这里所说的风险因素是指那些会增大受伤或患病风险的特征或行为。例如,没有系安全带会增大在车祸中受伤的风险,或者在暴风雨中站在旗杆旁会增大被雷电击中的风险。

在排查风险的几年时间里,我学到了很多令人吃惊的知识,这些知识可以概括为:造成癌症的风险因素与引发心肌梗死、脑卒中、阿尔茨海默病、糖尿病、高血压和性功能障碍的风险因素基本相同。与许多人一样,我可能不会死于癌症,但可能会死于心脏病。

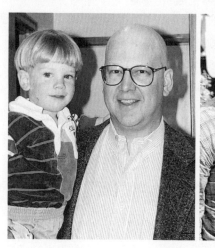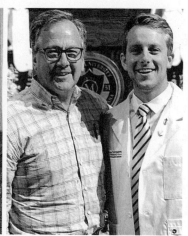

图 1-4 我与儿子

1994年我接受化疗时,我的儿子本才2岁(左图)。2017年,本进入医学院时,我有幸参加了他的开学典礼(右图)。

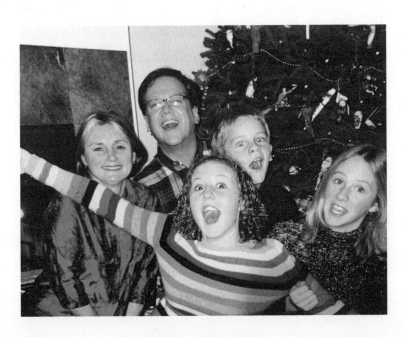

图 1-5 我的全家福

千禧年末,我们全家一起庆祝圣诞节,同时庆祝我第二次癌症治愈后平安度过 5 年期。

我之所以写这本书,是因为我发现事情不见得如我们一直所认为的那样。我们每个人都可以每天做一点儿细小的改变,假以时日,就可以降低自己得慢性疾病或过早死亡的概率。

英国流行病学专家理查德·多尔爵士是较早将吸烟与癌症联系起来的科学家之一。他说:"生命终将随着时光流逝而逐渐凋零,但未老先衰、英年早逝完全可以避免。"我特意引用他的这句话作为本章的开篇。

我想尽可能地实现长寿的目标,两次患癌的经历让我对这个目标格外关注。我不仅想活得更久,而且想健康地活得更久,这样我就可以与家人一起享受生活。我希望有一天能够享受退休生活，能和子孙们一起玩耍。我还希望能自由自在地四处旅行，做许多自己想做的事情。

刚开始学医时，我尚不清楚如何才能实现这个目标，但在妙佑医疗国际工作期间，我颇有些心得，并且已经与我的患者、朋友、家人分享了这些心得。现在，我将通过此书与读者们分享这些心得。

你的心脏年龄与身体年龄一致吗

妙佑医疗国际有一个新的软件程序，这个软件程序使用人工智能分析心电图（ECG）结果。ECG是一种常见的心脏测试，主要用来记录心脏心动周期所产生的生物电电位的变化。该程序可以将ECG测试结果与大量网络数据进行比较，并计算人的心脏年龄与实际年龄的差距。心脏越健康，ECG显示的心脏年龄越年轻。

你肯定希望自己的心脏年龄比实际年龄小，因为这意味着你把自己照顾得很好，采取了一切正确的措施来减缓衰老。

癌症幸存者的心脏年龄通常比他们的实际年龄大，原因之一是心脏病和癌症的风险因素通常是一样的，如吸烟、肥胖、年龄增长。此外，由于必须接受放疗，心脏不得不处于辐射场中，这极易引发冠心病。除了放疗，我做过的化疗同样会影响心肌功能，使心肌无法正常地收缩和舒张。

美国疾病控制与预防中心的一份报告称，男性癌症幸存者的心脏年龄比从未得过癌症的男性的心脏年龄大8.5岁。女性癌症幸存者的心脏年龄比从未得过癌症的女性的心脏年龄大6.5岁。像我这种年过60岁且有癌症史的人，心脏年龄可能比实际年龄大 15 岁。

所以,我非常想知道自己在 65 岁时,也就是距离第二次癌症治疗 20 多年后,我的心脏年龄究竟是多少岁。出乎意料的是,检测结果显示我的心脏年龄非但没有比实际年龄大 8.5 岁,反而小了 17 岁(见图 1-6)。一正一反,我的心脏年龄竟然比预期的小 25.5 岁。

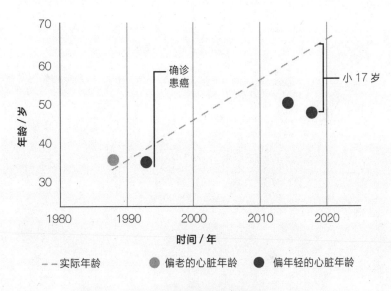

图 1-6　我的心脏年龄与实际年龄的差距

LIVE YOUNGER LONGER

02

身体怎么就生病了

在慢慢变老的过程中,真正影响我们健康并最终置我们于死地的,往往是那些长期因素,包括心血管疾病、糖尿病、老年痴呆和其他常见的慢性疾病等。疾病来自我们每天所做的那些微小的、看似无关紧要的选择。

> "鲜有人明白的是，疾病往往始于青蘋之末。"

查尔斯·梅奥（Charles H. Mayo）博士
妙佑医疗国际联合创始人

除了那些从小就疾病缠身的人，大多数人都比较健康。在 45 岁之前去世的人，大多数都死于意外事故。从这个层面来讲，我年纪轻轻便得了癌症，确实有点儿非同寻常。然而，在慢慢变老的过程中，真正影响我们健康并最终导致死亡的，往往是心血管疾病、糖尿病、阿尔茨海默病等慢性疾病和其他常见的疾病。为什么会这样呢？致病的原因到底是什么？更重要的是，我们应该如何保持健康？如何防止自己的身体过早衰老并变得越来越容易患病？

日积月累的慢性疾病

我们不能脱离实际空谈健康。健康状况是我们身体内部系统和外部环境两方面因素相互作用的结果。人类的身体内部系统是动态的，它会根据外部环境的变化而变化。外部环境有许多威胁健康的因素，这些因素小到病毒，大到海啸和飓风，数不胜数。

我们的身体时刻都在努力保持内部系统的平衡，并随时准备应对各种外部的变化。但如果我们的防御系统遭到破坏，内部系统变得不平衡，疾病就会不请自来。内部系统是如何失去平衡的呢？干扰和破坏身体内部平衡（稳态）的因素很多，有的在我们的控制范围之内，有的不在。像基因突变这种能使内部系统失衡的因素，就是我们无法控制的。伴随衰老而来的器官和血管老化，从某种意义上说也是无法避免的。但其实内部系统失衡并不会导致死亡，人在与周围环境互动中出现的问题才是死亡的"元凶"。庆幸的是，很多人把这种互动控制得比较好。

内部系统失衡

有时，人们患病是因为身体的遗传密码出现了问题，即脱氧核糖核酸（DNA）发生了故障。大家都知道，某些基因突变可能会导致特定的疾病，甚至致命的疾病。例如，罕见的亨廷顿病就是由单一的基因突变直接引发的。有时，基因突变虽然并非患病的直接原因，却会使人容易患某种疾病。例如，有些人天生就带有某种基因，这种基因很容易使人患某些类型的乳腺癌或自身免疫性疾病，如会引起对谷蛋白过敏的乳糜泻。

有些常见的疾病，如心脏病、糖尿病，与单核苷酸多态性的遗传变异有关。单独来看，这些微小的遗传变异不会给身体带来损伤，但长期作用会增大一个人患某种疾病的概率。

举一个与血型有关的简单例子：如果你的血型是 A 型或 B 型，那么你患心肌梗死的概率比 O 型血的人会增大约 20%；如果你的血型是 AB 型，那么你发生心肌梗死的概率则会增大 40%，但这并不意味着你将来一定会患心肌梗死，只是患病风险更高。

基因对健康的影响比我们想象中的小，也就能到20%吧。回想我姐姐患乳腺癌的经历和我自己两次患癌的经历，我发觉即使自己确实带有易于患癌的基因，也并非一定不可避免，影响健康的因素绝不仅仅是基因，还有很多其他的因素。虽然我们不能改变自己的基因，但完全可以通过改变自己的生活方式来调整身体传递基因的方式。

不良的生活方式

在与外部环境互动的过程中，我们的身体常常会受到影响。许多外部因素，如意外事故、感染、自残，都会损害我们的健康，甚至导致死亡。但是，此类外部因素对我们身体健康的影响可能只会占到20%。

医疗保障水平也会影响我们的健康。有些人获得医疗保健服务的机会要比其他人少，这可能是因为没有足够的钱、资源，或者是因为距离医务室、医院太远。但值得注意的是，医疗保障水平这一因素对我们身体健康的影响仅有10%左右。

那么，剩下的50%包括哪些因素呢？答案是：我们自己！我们的日常行为和习惯决定了能否长期保持健康。虽然某些基因突变确实可能增大一个人患心肌梗死的风险，但吸烟、久坐、不健康饮食、疏于锻炼等不良的生活方式会使心肌梗死发生的风险增大400%！这与查尔斯·梅奥博士所说的不谋而合（见图2-1）。

如今，与基因因素相比，我们与环境的互动方式，也就是我们与环境相融合的行为方式，对身体健康的影响更大。对于很多人来说，生活环境可能并不理想。但令人欣慰的是，健康的生活方式不仅可控，还可以最大限度地使人保持内部系统平衡和身心健康。

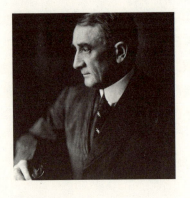

图 2-1 查尔斯·梅奥博士

妙佑医疗国际的联合创始人之一查尔斯·梅奥博士说:"鲜有人明白的是,疾病往往始于青蘋之末。"这正是当下的实际情况。疾病确实来自我们每天所做的那些微小的、看似无关紧要的选择。但最终,我们都将不得不为这些选择付出代价。

积重难返导致死亡

人们通常认为,一个人的健康状况都是在突然之间变差的,疾病也是突发的。但实际上并非如此。除非心脏病发作或肿瘤症状变得明显,我们往往不会意识到自己的身体内部系统正在发生细小的、无声的变化。得知诊断结果的瞬间,我们在震惊之余会感觉自己好像被推到了悬崖边,即将踏上一条意想不到的道路,生活从此天翻地覆。

"如果没有那一次发作,我现在会好好的。"我经常听到我的患者这样说。那次发作可能是细菌感染、心肌梗死、肺栓塞或者其他疾病。尽管我们常常将疾病视为单一事件,但实际上它们并不是,就像财富的汇聚需要多种因素一样。

在日常生活中,当我们看到一位开着高档汽车、住着豪华别墅的商人时,会认为这一切极有可能是他通过多年踏实的努力获得的,除非他幸运地中了大奖。

同样,疾病发作前一定也经过了多年的发展和积累。例如,心肌梗死通常是慢性动脉炎长期积累的结果(见图2-2)。血栓通常是血管内膜(内皮）逐渐出现的小面积损伤导致的。血栓会像瓶塞一样堵住动脉，切断心脏的血液供应，导致心肌梗死。令人惊讶的是，几乎半数的心肌梗死都由血栓流入有些许变窄的心脏动脉所致。

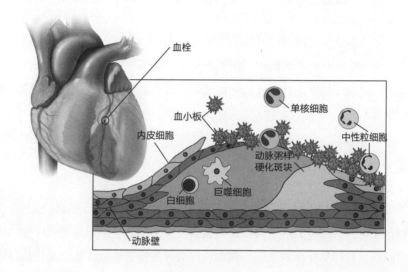

图 2-2　动脉炎

内皮细胞是排列在动脉内的一层薄薄的细胞，吸烟、高血压、不良饮食习惯等因素都会对其造成损伤。这种损伤会激活身体的免疫系统，身体会派遣免疫细胞（白细胞、巨噬细胞、单核细胞和中性粒细胞）来尝试修复动脉壁，血小板也会在损伤部位聚集。由此引发的炎症通常是慢性的，并会促使动脉粥样硬化斑块的形成，造成动脉狭窄，影响血液流动。有时也会形成血栓，如果血栓堵住心脏血管，就会导致心肌梗死。

同样，在肿瘤形成并出现体征和症状之前，我们通常不知道它已经在体内生长了多长时间。研究表明，阿尔茨海默病在出现症状之前，已经在体内"潜伏"了几年甚至几十年。

大多数慢性疾病都是身体内部细小而有害的变化随着时间推移不断发展积累的结果。血管中的一个小斑块可能不会夺人性命，但斑块长期积累能导致死亡。好消息是，这种缓慢发展的特点使预防甚至逆转疾病进程成为可能。

慢性炎症：从自然防御到破坏性突变

导致慢性疾病的细小而有害的变化究竟是什么呢？尽管科学家仍在探索许多慢性疾病的形成机理，但似乎有一条几乎贯穿所有慢性疾病的共同线索，那就是轻度慢性炎症的细微变化，这也是令许多科学家好奇和着迷的地方。

慢性刺激

炎症是机体本能的一种防御反应，能防止感染、清除病毒和愈合伤口，还可以修复可能产生的各种损伤。炎症会激活一系列的免疫反应，以清除病菌并修复受伤的细胞。例如，如果你划伤了手指，你会发现伤口周围很快会红肿发炎。这就是免疫系统被激活的表现，免疫系统正在"调兵遣将"，让免疫细胞来清理"战场"，使划开的皮肤重新愈合。

科学家还注意到，如果长期食用高脂肪低纤维食物或持续处于高压状态，人体就可能出现全身（系统）性的轻微炎症，如结肠炎症（见图 2-3）。轻微炎症本来是免疫系统为修复损伤而做出的反应，但一直处于炎症状态会加重细胞和组织损伤，因为炎症会成为身体组织慢性刺激的来源，并最终造成危害。胃酸倒流就属于此类情况。我们的胃液里有强酸，这些强酸可以分解食物，并确保没有活着的细菌进入小肠。有时，胃液会倒流（回流）到食管的下端。胃液不会给胃带来太多的困扰，因为它本来就是胃所分泌出来的。然而，食管没有胃黏膜那样的保护屏障。胃液进入食管，会导致胃酸倒流或胃食管反流病。

胃酸倒流也是一种炎症。这种症状通常是暂时性的，一旦胃液不再倒流，食管组织就会愈合，炎症也会随即消失。但是，长期反复的胃酸倒流会导致食管癌等严重的疾病。

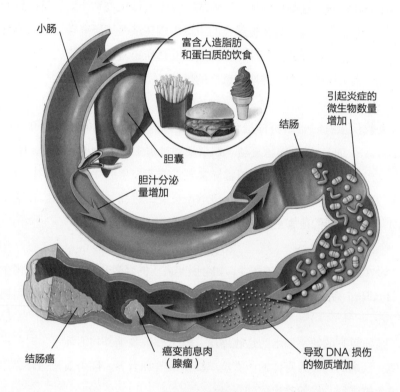

图 2-3　结肠癌变

选择富含人造脂肪和蛋白质的食物，日复一日、积少成多会增大患结肠癌的风险。为了消化过多的脂肪和蛋白质分子，胆囊会分泌更多的胆汁。增加的胆汁会改变结肠中微生物群的平衡，导致持续的轻微炎症，并产生有损肠道细胞 DNA 序列的有害物质。这种损伤会导致细胞无组织生长（腺瘤），最终发展成结肠癌。

慢性炎症的糟糕后果

炎症不就是人体免疫系统对损伤的正常反应吗？当损伤发生时，难道身体不负责自我修复吗？确实，炎症是身体自我修复的一种方式，但它也是暂时性的身体反应，而持续的炎症是破坏性的。

比如肺结核。这是一种传染性疾病，属于人体免疫系统对感染所致的炎症做出的正常反应，会在被感染的组织周围建造一堵隔离墙，形成原发复合征。原发复合征会使病灶长得很大，并挤压正常的肺组织，从而进一步损害健康组织的功能，并增大感染的风险。

炎症反应有时也是身体进行组织修复和产生新细胞的需要。新细胞的生长需要DNA进行大量复制。如果复制过程中的某个步骤出错，DNA就会发生改变（突变），导致细胞异常生长或者发生癌变。例如，长期吃过多的红肉会引起慢性炎症，造成DNA突变，进而导致结肠癌。在这个方面，加工肉类的危害更大。

慢性炎症具有极大的破坏性，如会引起血压的轻微升高。血压以毫米汞柱（mmHg）为测量单位，显示为一高一低的两个数字，如120/80毫米汞柱。

前面较高的数字显示的是收缩压，就是心脏收缩并将血液泵出时的压力值。泵出的血液为身体的所有组织提供氧气和营养，随着血液循环，废物也会被带回，以便排出体外。

后面较低的数字反映的是舒张压，应该是心脏休息时的压力值。我说"应该"，是因为大多数人会这么认为。舒张期通常被称为放松期。但实际上呢，心脏可从来没有真正休息过，它更像是一根橡皮筋。我们拉动橡皮筋时需要能量，但一旦松开，橡皮筋就会迅速收缩并恢复至原始状态，也就是它的最低能量状态。

心脏每天跳动约 10 万次。按照这个速率，即使血压轻微上升，日复一日，年复一年，心脏最终也会出现问题。根据当前的权威指导意见，正常血压范围应该不高于 120/80 毫米汞柱。在大多数情况下，只有当血压大于 130/80 毫米汞柱时医生才建议进行治疗，因为治疗难免会产生副作用。

患者经常问我：如果血压只是高出一点点（如 134/82 毫米汞柱），需要治疗吗？我会这样告诉他们：你把血压高出的这一点点乘以每天心脏跳动的 10 万次，那在大约 27 年的时间里，心脏就会跳动 10 亿次。在如此长时间的压力下，脑卒中和心脏病发作的风险就会显著增大。

为什么会这样？血压升高会损害动脉内膜（内皮）。内皮就像壁纸，但比壁纸更有活力，它是一个代谢活跃的单细胞层，会告诉动脉深层肌肉何时收缩、何时放松，血压也就随着肌肉收缩而升高、随着肌肉放松而降低。

高血压会对动脉内皮造成损伤，身体试图自我修复时会引发炎症。最终，炎症周期内的这种损伤和修复会导致内皮增厚和动脉狭窄。高血压加速动脉中的脂肪沉积，动脉粥样硬化由此产生。当内皮受损时，血细胞和脂肪细胞通常会在损伤部位聚集，侵入深层动脉壁，留下瘢痕。更多的脂肪沉积会形成斑块。

时间一长，斑块会变硬，这会使动脉变得更加狭窄，靠这些动脉供血的器官和组织就得不到足够的血液供应了。这时心脏只能通过增加压力来维持足够的血流量，而增加的压力会进一步造成血管损伤，从而导致更多的炎症。

高压血液以每天 10 万次的频率流经动脉，造成内皮细胞损伤。内皮细胞的慢性炎症是一个全球性的首要致病因素，正是它导致了心肌梗死和脑卒中。

慢性炎症的原因

越来越多的证据表明,慢性炎症与我们日常生活中的多种因素有关。这些因素包括以下 5 种。

运动明显不足。在运动时,骨骼肌收缩会向血液中释放蛋白质,以此来帮助减轻炎症。如果肌肉得不到活动,促炎分子就会增加,这种情况不仅能在乳腺癌幸存者和糖尿病患者身上看到,也能在健康的人身上看到。大量研究表明,体育运动和炎症指标之间存在反比关系。即使短时间的锻炼也有抗炎作用。

不健康的饮食。不健康的饮食会导致慢性炎症。如果水果、蔬菜和全谷类食物的占比小,盐、酒精、反式脂肪食物和精加工食品占比高,肠道微生物群的平衡会被打破,炎症就会出现。而肠道中的细菌、真菌、病毒和其他微生物通常能帮助人体保持内部系统的平衡。

肥胖。肥胖既与饮食和运动有关,也与肠道微生物群和炎症的变化有关。过多的腹部脂肪(内脏脂肪组织)是造成炎症的重要因素。脂肪组织是活跃的人体器官,有着特定的运行机制。这个机制会引发某些化学连锁反应,导致促炎分子及相关物质激增。日积月累,慢性炎症就形成了,并对身体造成损伤。

压力过大和睡眠障碍。持续的压力往往会破坏激素的分泌和免疫系统对炎症的微妙控制关系。长期的压力会慢慢加重炎症。长期缺乏高质量的睡眠也会使人们形成炎症易感体质,并导致全身性的慢性炎症。

环境和工业污染物。在现代社会,随着城市和工业区范围的迅速扩张,我们接触空气污染物、危险废弃物和工业化学品的机会激增。当今世界上存在成千上万种化学品,但人们只对其中一小部分做过健康影响评估。在已经评估过的化学品中,有不少是常用的,并且与炎症有关。有确凿的证据表明,烟草烟雾等有害物会损害肺部和气管,导致肺癌和慢性肺病。直接吸烟会对身体造成严重损害,二手烟和三手烟也同样有害。

归根结底,人们并未完全搞清楚为什么有的人会得癌症,而有的人会得心肌梗死、脑卒中或者阿尔茨海默病。不过,这些看似迥异的疾病好像都源于炎症。

令人欣慰的是,我们可以改变许多导致慢性炎症的因素,如睡眠、压力、运动和饮食,从而尽量减少其对我们身体的影响,降低患严重慢性疾病的风险,延长自己健康状态下的寿命(见图2-4)。换句话说,延长自己的"健康寿命"。

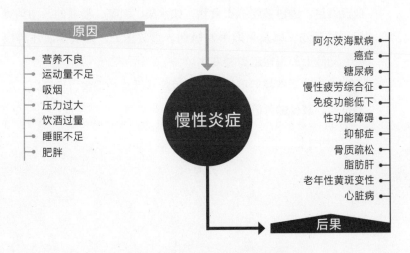

图2-4 慢性炎症发生的原因与后果

生活习惯可能导致全身轻度慢性炎症,持续的炎症状态又会导致许多慢性疾病。

疾病可以逆转吗

我们的身体能根据需要生成新的免疫细胞或血细胞，一旦组织因受伤或疾病受损，这个进程往往难以逆转（否则我们就成了能自愈的超级英雄了）。但是，有些逆转也并非完全不可能。

冠心病就是这样的例子。当供应心脏的主要血管受损发生病变时，人就有可能得冠心病。冠状动脉中的胆固醇沉积物（动脉粥样硬化斑块）和一些炎症通常被认为是冠心病的罪魁祸首。

冠状动脉为心脏提供血液、氧气和营养。血管壁堆积大量的斑块会使冠状动脉出现损伤，变得狭窄，并使流向心脏的血液减少，最终可能导致胸痛（心绞痛）、呼吸困难或者冠心病的其他症状。如果冠状动脉完全堵塞，就会引起心肌梗死。

我们当然无法使受损的动脉焕然一新，但可以使它们更利于血流通过。通过多吃抗炎食物，如水果、蔬菜、橄榄油，使用降胆固醇药物，以及采取限制吸烟、缓解压力、降低高血压等措施，动脉上的斑块就有望变小。

总之，虽然我们不能完全修复疾病造成的损害，但可以改变其进程，减少额外的伤害。

LIVE YOUNGER LONGER

03

何为健康寿命

一个人虽然可以活到 90 岁，但最后的 10 年甚至更长时间有可能是在床上、疗养院或老年痴呆中度过的。对许多人来说，这根本算不上生活，当然更不是他们梦想中的样子。寿命是生命存在的年数，而健康寿命是在世期间未受慢性疾病和老年失能的影响健康度过的这段时间。

"大多数人一生中约有 10 年的时间会受到这样或那样的慢性疾病的困扰,而这种困扰本来是可以避免的。"

我经常对前来问诊的患者说,我希望他们能活到 100 岁,而且只在人生的最后 3 天才待在疗养院里。我希望他们长寿,更希望他们长寿的同时拥有健康。我的这一祈愿深得患者的心。他们甚至经常跟我说:"为什么只到 100 岁,医生?我们要争取活得更久!"

寿命与健康寿命

寿命(life span)是我们在世的时间长短,而健康寿命(health span)决定了其中有多少天的生活是有质量保证的。健康寿命是指人因心脏病、老年痴呆等慢性疾病使生活脱离正轨之前,有能力在日常生活中保持思维敏捷、全神贯注和积极活跃的时间长度。

我的父亲出生于 1909 年,当时美国人的平均寿命是 46 岁。在 20 世纪初,人的寿命和健康寿命大致相同。如果一个人活到了 46 岁,其间的大部分时间他大概率都有正常生活的能力和很好的健康状态。

让我们快进100年。2000年出生的美国人，根据当前的合理预期，通常可以活到约75岁。这意味着美国人的寿命较百年前延长了63%，或者说在过往的100年间，每3年就增加了1年的寿命。

但是，尽管人的寿命大幅增加，健康寿命却没有真正同步。也就是说，人们在世的时间更长了，但有质量的生活时间并没有随之延长。事实上，现在平均寿命和平均健康寿命之间的差距已经超过10岁，而且还在不断扩大（见图3-1）。

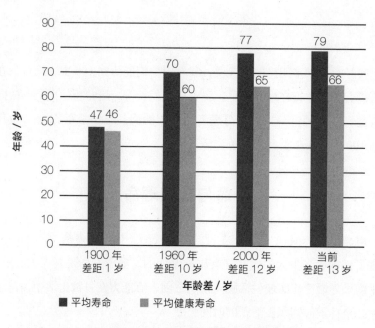

图3-1 平均寿命与平均健康寿命之间的差距逐年增长

寿命是生命存在的时间长短。健康寿命是在世期间未受慢性疾病和老年失能的影响健康度过的时间。养成贯穿一生的健康生活习惯是最大限度地缩小两者差距的关键。

资料来源：美国疾病控制与预防中心、美国心脏协会等。

这个差距的存在显示出一个事实，那就是，一个人虽然可以活到90岁，但在最后的10年甚至更长的时间里可能是在床上、疗养院或老年痴呆中度过的。对许多人来说，这根本算不上生活，当然也不是他们梦想中生活的样子。

慢性疾病的代价

慢性疾病是健康寿命缩短的最大原因。心脏病、肺癌、慢性阻塞性肺疾病和糖尿病是人们多年身体状况不佳的主要原因。慢性疾病不仅会减少人的健康寿命，而且会降低预期寿命。

2014年对美国医疗保险受益人的一项研究发现，一个人每多得一种慢性疾病，其预期寿命就会相应缩短。如果一个人有6种慢性疾病，预期寿命缩短幅度约为6个月到2.5年不等。

慢性疾病不仅会给人造成身体上和精神上的负担，也会带来经济上的负担。美国大多数医疗保险支出都用到了慢性疾病的治疗上。根据美国疾病控制与预防中心的数据，美国每年3.5万亿美元的医疗保险支出中有90%用于慢性疾病和精神疾病的治疗。

以糖尿病为例。当人的身体对胰岛素的作用产生抵抗，不能以应有的方式处理血糖时，就会患上糖尿病。2017年，近10%的美国成年人被确诊出糖尿病，其中很大比例是2型糖尿病。2型糖尿病很容易被忽视，在早期阶段，患者往往会感觉一切如常，毫无异样。其患病过程缓慢、隐蔽，不易被察觉。糖尿病会带来许多并发症，极大地增大患心脏病、脑卒中、高血压和动脉粥样硬化的风险，还会导致指（趾）端感觉减退、肾衰竭和青光眼，并且更容易引发皮肤感染，甚至可能增大患老年痴呆的概率。

糖尿病是美国治疗费用高昂的慢性疾病之一。2017年，美国糖尿病患者每年的平均医疗费用是1万美元，而这仅仅包括胰岛素等药物、问诊、家庭保健、医院护理等直接成本。

治疗糖尿病还有间接成本，如误工、不能很好地履职或根本无法胜任工作所造成的损失等，甚至还应包括痛苦、不满和生活质量下降等方面的成本。导致2型糖尿病的最大风险因素是体重失控和缺乏运动。

引发慢性炎症的生活方式

显然，美国成年人的健康状况普遍不是很好，中老年人尤甚。另外，无论身处发达国家还是发展中国家，人们都面临着相似的处境。我们是如何发现自己身处慢性疾病全球流行的浪潮之中的呢？

正如我们在上一章中所探讨的那样，当今影响人类健康的大多数慢性疾病实际上是生活方式类疾病。换句话说，这些疾病往往在人们的日常生活和每时每刻做出的众多选择中"生根发芽"。这些日常选择导致人们的身体发生了变化。这些日常选择有哪些呢？

4种常见的临终模式

人生走向终点通常有4种模式（见图3-2）。大多数人都希望能在有生之年尽可能地控制自己的身体机能。要想达到这个目标，最有效的方法是养成健康的生活习惯，这包括良好的营养、充足的运动、充分的休息，同时尽量减少压力、限制饮酒、不吸烟和保持健康的体重。

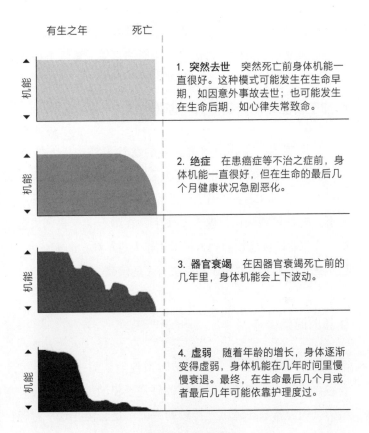

图 3-2　4 种常见的临终模式

资料来源：The Journal of the American Medical Association.2023;289:238。

久坐

许多美国人上班时一整天都坐在办公桌前使用电脑，回到家又躺在沙发上看电视放松休闲。他们在一天之中有 10～12 小时，甚至更长的时间是坐着不动的。

久坐为什么对身体不利呢？研究表明，久坐与许多健康问题有关，包括心血管疾病、肥胖、高血压、胆固醇偏高、高血糖、癌症等，这些疾病都容易引发炎症。请记住，我们的身体需要约 1 小时活动一次。

超加工食品和热量的摄入不断增加

研究表明，在典型的美国人的饮食习惯中，人体摄入的热量的近 60%、添加糖量的 90% 来自超加工食品。而且，美国人饮食中钠摄入量的 70% 来自加工食品。超加工食品会增加人们得高血压、脑卒中、心衰、肥胖、肾病等疾病的风险。事实上，在最近关于美国人健康状况的报告中，专家将不健康饮食列为美国成年人过早死亡的第一大风险因素，这些过早死亡的人又主要死于与心脏有关的疾病。

休息时间偏少

近 40% 的美国成年人受访时说他们太累了，甚至每月至少有一次会在白天无意间睡着。睡眠可以修复受损的细胞和组织，帮助身体恢复活力。而经常缺乏睡眠及持续的睡眠不足会阻止这一过程，并且还会损害人的免疫系统，使人们更容易患心脏病、肾病、高血压、糖尿病、脑卒中。

压力增大

对许多人来说，慢性压力是现代生活的附属品，对此人们早已习以为常。人们以为既然这是生活的常态，后果就不至于那么严重吧。毕竟，谁也不能避免压力的产生。

但研究发现，如果压力反应系统长期处于激活状态，过度受控于皮质醇及其他激素，关键的身体恢复过程就会被扰乱，人们将更容易焦虑、抑郁、失眠和肥胖，患高血压、心脏病和脑卒中的风险也会相应增大。

缺乏社会支持

缺乏社会支持会让人感到孤独。这种情绪更容易引发心血管疾病和高血压，导致免疫系统功能下降和其他健康问题。

像保养汽车一样保养身体

在治疗慢性疾病方面，美国人投入了大量的时间和金钱。如果人们把这些放到疾病预防上，效果会不会更好呢？保养身体就像保养汽车一样，为避免产生问题，我们需要时刻关注并做出正确的选择（见图3-3）。例如，如果汽车不断地碾过坑洼，那么最终的结果要么是爆胎，要么是车轮定位不准。使用劣质或不洁油料可能导致发动机损坏，加错燃料也会导致发动机损坏，这些错误的选择都会影响汽车的性能，最终使它抛锚。

我们的身体也是如此，但我们又总是忽视预防性维护和保养的重要性。我们会经常吃一些引起炎症和伤害身体的食物。要知道，经常吃含饱和脂肪的食物会使人的血液中富含胆固醇，就像每天往汽车油箱里添加一勺糖会损坏发动机一样。为了保证身心健康，我们在日常维护和保养方面的投资非常重要。

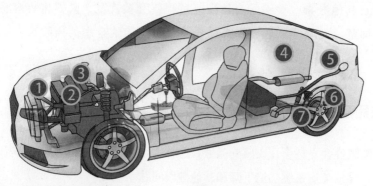

① **电池 ⇒ 充足的睡眠**
通过充足的睡眠定期为电池（身体）充电。

② **空气过滤器 ⇒ 避免吸烟**
远离烟草等会破坏身体"引擎"的污染物。

③ **引擎 ⇒ 坚持运动**
我们需要经常使用汽车，这样发动机才会运转良好。定期锻炼身体也是如此。

④ **车重 ⇒ 控制体重**
重量太大会使汽车和人的身体运作得很辛苦，零件和器官的压力会很大。

⑤ **汽油 ⇒ 充足的营养**
给身体提供应有的营养燃料。绝不能给汽油车的发动机添加柴油。

⑥ **刹车 ⇒ 适度饮酒**
为饮酒行为装上"刹车"，要知道自己什么时候该停止。

⑦ **冲击/轮胎 ⇒ 驾驭压力**
生活中没有永远的坦途。人体和汽车一样，需要减震器来应对冲击。我们也需要社会支持，就像汽车需要轮胎来保持平衡，实现平稳行驶一样。

图 3-3　要像保养汽车一样保养身体

LIVE YOUNGER LONGER

04

改变,从小目标开始

我们或许能够在短期内保持简单的饮食、实施周密的健身计划或者非同寻常的睡眠计划。但这些极端行为通常经不起时间的考验,无法最终成为持久的习惯。在精疲力尽或备感压力的时候,我们往往又会恢复原样。

" 不积跬步，无以至千里。 "

荀子

如果我们能花一点儿力气拨动一个开关，在弹指间实现自己生活方式的根本改变，那无疑是最理想的了。但我们不妨诚实一点儿，这种期望既不合乎逻辑，也不合乎情理。更糟的是，它不仅肯定会以失败告终，还会使很多人更加沮丧，更加怀疑自己的能力。

当我们为自己设定了宏大的目标，让自己的生活习惯发生翻天覆地的改变时，这些改变往往只能持续一两天。我们或许能在短期内保持简单的饮食、实施周密的健身计划或非同寻常的睡眠计划。但是，这些极端行为通常经不起时间的考验，无法最终成为持久的习惯。

在精疲力尽或备感压力的时候，我们往往又会恢复原样，因为那些我们习以为常的行为，做起来相对容易得多。更糟的是，第二天一觉醒来时，弥漫全身的失败感会阻止我们再次尝试改变。

慢慢来，先获得一个小胜利

上述问题困扰着很多人。想想那些年复一年的新年愿望吧。我们中有多少人在新年时踌躇满志，发誓要一改往昔，坚持健身、减肥、好好睡觉、克服压力，但却在 1 月中旬就早早放弃了？事实上，1 月 17 日前后是美国人放弃新年愿望的大致日期。当无法继续坚持时，我们中的大多数人会认为是"我的意志力不够"，其实这恰恰是错误的。

想想每年有多少人满怀美好的憧憬加入健身俱乐部或者购买新的健身器材。他们充满激情，告诉自己今年非同寻常，一定要在这一年保持健康。接下来呢？一两次健身之后，他们要么会拉伤肌肉，要么会出现背部酸痛或关节疼痛。带着伤痛，他们满怀沮丧，再也不愿意回到健身房或健身器材上了。他们会告诉自己："我不适合这个。为什么要这么麻烦？"通常情况是，约 70% 的人在健身的第一个月后就很少再进健身房了。

这种情况同样会发生在改变饮食结构这个目标上。比如，美国几乎每天都有近一半的成年人想减肥。如果彻底改变饮食结构，他们中的许多人可能会减肥成功。但突如其来的巨大改变通常使人们无法坚持下来。一旦停下来，大多数人的体重会反弹，甚至比减肥前更重了。

有一件事是肯定的，我们的确需要做出改变，但是要考虑如何来设定目标。我们需要沉下心来，从小目标做起。请记住，起始目标一定要足够小才行。

结合从医的经验和生活中的体会，我发现想要养成持久的习惯，最快的方法反倒是慢慢来，欲速则不达。想想龟兔赛跑的故事吧！最终，行动缓慢却发挥稳定的乌龟赢得了比赛。同样，如果我们每天都做出一点儿改变，假以时日，最终就可能达到目标。

成功的商人自然能理解这个道理。他们知道不可能在一天内创建一个企业，也许最好一开始在地下室里开店，然后慢慢地、一步步地实现自己的目标。他们边干边学，庆祝每一个小小的成功，并不断从一个小成功迈向下一个小成功。他们明白从地下室到办公大楼的华丽转身不可能一蹴而就，这其中需要谨慎地踏出许多小碎步。

家长也明白这一点，他们知道孩子不可能在一天、一周或一年内学会一切。把一个孩子抚养成人需要多年的努力，包含了点点滴滴，如坚持奋斗、充满耐心、获得小胜利。

成功的运动员也是如此。就拿一支赢得冠军的职业橄榄球队来说吧，如果你去问球员们，为那高光的一小时比赛他们花费了多长时间来准备，他们会告诉你是数千小时。他们依靠长期的技术训练、行为养成和身体的渐进变化，最终才能赢得令人欣喜的胜利。

让习惯成自然

当我劝解患者去改善他们的健康状况、尽可能争取长寿的时候，给出的建议通常都是老生常谈，如健康饮食、加强锻炼、避免吸烟、保证足够的睡眠等。然而，鲜有人愿意真正听从这些建议。健身、减肥、控制吸烟和减少压力似乎总是让人望而却步。

很可能你跟我的那些患者差不多，知道健康饮食、多锻炼对健康很重要，也大概知道睡久一点儿、心理压力小一些是更好的。或许你也想戒烟和少喝酒。但问题是：该怎样做呢？

让我问你一个我曾经问过许多患者的问题：迄今为止，你一生中取得了什么值得骄傲的成就呢？也许你已经养育了几个优秀的孩子，在事业上已经获得了不小的成绩，或者在体育运动中取得了成功，又或者把爱好变成了赚钱的生意。

不管你的答案是什么，我敢打赌，你都是通过长时间不断的努力一步步来实现的。既然你之前是这么做的，现在仍旧可以照此处理。

缰核的魔力

说到改变，我们经常会想，"要么成功，要么失败"。如果失败了，那又怎样？再试一次呗。但是大脑的工作方式很狡猾，我们的思维模式实际上可能对我们不利。

具体是怎么一回事呢？大脑中有一个微小的构造，叫作缰核（见图4-1），动物的大脑中大多有这个东西。缰核类似于大脑的"消极反馈"或"失败记忆"中心，它的作用是以过去的失败、失望等经历为基础来指导新的行为方式。

仔细想想，人类大脑进化出这样一个中心是有原因的。试想100万年前，一个人爬到树上去摘果子时不小心摔断了一条腿。这段痛苦的失败经历让大脑"记住"了。这是一种潜意识记忆，会帮助我们避免再次遭受同样的失败。缰核试图在思维上抑制我们，有时甚至是从行动上抑制我们，以保护我们免遭更多的失败。

但是，如果爬上那棵树就能找到美味的水果呢？这种成功的经历也会令人记忆深刻。成功的经历会激励我们重复同样的行为。

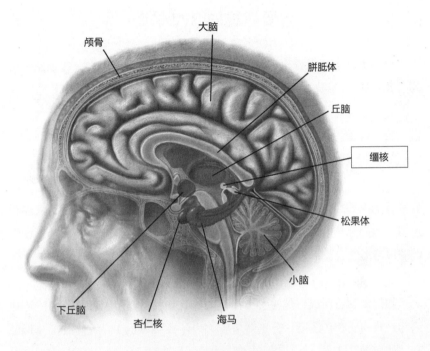

图 4-1　缰核在大脑中的位置

缰核是位于大脑深处的一个神经核团，靠近松果体和丘脑。它基于经验和过去的行为在选择方面发挥着作用。对意外失败或成功预期的反应也是通过缰核处理的。因此，缰核总是试图调整或避免令人失望的结果再次出现。

如果我们试图做出改变但失败了，缰核会记下这次失败的经历。当下次我们试图重复同样的事情时，缰核就会以微妙的方式予以阻止。同样，如果我们试图做一些以前成功过的事情，缰核也会以微妙的方式予以鼓励。

由此可见，在我们做出改变的过程中，让缰核记录小小的成功比记录巨大的失败要好得多。一旦我们了解了大脑的这一构造及其特点，我们就可以确保得到缰核的支持。

习惯养成的 3W 法则

许多人认为，能否成功改变行为方式完全取决于意志力。比如，我可能会说："这个月我要进行无碳水饮食，我发誓，我会坚持到底！"我做了坚定的承诺，希望接下来靠意志力坚持。虽然必胜的决心一开始的确会激励我，但采用新食谱没有几天，意志力就会崩溃。

研究表明，有健康生活习惯的人实际上并不需要过多地依靠意志力或者进行刻意的努力。相反，他们已经习惯于积极行为，根本不需要依靠意志力。他们开始的时候或许设定了具体的目标，有意识地激励自己，在慢慢养成习惯之后，不需要太多思考或努力也能够做到。

如何做到习惯成自然呢？下面是一些我和我的许多患者总结的技巧和诀窍，我叫它 3W 法则，分别对应着"为什么"（why）、"做什么"（what）和"如何做"（how）。

从"为什么"开始

成功的改变始于强大的动力，动力不同于意志力。请问问你自己"我为什么减肥？""我为什么要多锻炼？"，并认真想一想。行动之前，应该先弄清楚自己的动机，这是最重要的，动机能帮助我们每天做出数百次看似微不足道的决定。

总体来说，积极的动机比消极的动机更有效。从长远来看，相比于内疚、羞愧或者恐惧，充满希望的目标更能激励我们。比如，我们不可能被心肌梗死的恐惧所激励，所以不妨把参加孩子们的大学毕业典礼作为目标。再比如，减肥的动机不应该是厌恶自己的外表，而应该是努力让自己更有活力，对生活更有热情。无论这个积极的动机是什么，它都会充当一个强大的引擎，给予我们无限的力量。所以我们要有坚定的、正向的目标，慢慢养成新的健康生活习惯，推动自己稳步前进。

我们之所以没有成功地改变自己，大部分原因是没有理解和认识到"为什么要改变"。如果你在改变饮食习惯、积极运动或者减少吸烟、酗酒等不良习惯时遇到了困难，请先问问自己为什么要去努力实现这样的目标。

以改变饮食结构为例。大部分美国人每天都会做出许多关于饮食的决定，如吃什么和吃多少。日复一日，人们很容易产生决策疲劳，以至于做出让自己后悔的决定。

如果你理解了自己的动机，就会在艰难的决定时刻获得强大的积极动力。"为什么"是必不可少的，然后才是"做什么"、"如何做"和"何时做"的问题。

知道"做什么"

一旦我们知道自己为什么要在生活中做出改变，下一步就是决定要"做什么"。这需要说得具体和详细一点儿。你可以先认真地想一想希望或需要改进的方面有哪些。

请把重点放在生活习惯上。我们每天的衣食住行至少有一半源于习惯。比如，我们摄入的热量中有50%以上与生活习惯密切相关。我们经常意识不到自己的习惯是什么，甚至不记得做过什么。你是否有这样的经历，开车去上班却不记得路上驾驶的情形，事后回想起来感到不胜唏嘘：

"天哪,一路上没出什么事吧?"

我们做例行的事情时通常不必多想,因为大脑倾向于节省能量,根据习惯去做是最省力的方法。但想要改变生活方式,就必须改变生活习惯。

我们需要了解习惯究竟是什么。只有真正了解了习惯的本质,比如"习惯是如何形成的""又是如何控制我们的行为的",才更有可能改变生活习惯。许多人给出了"习惯"一词的定义,但我认为南加州大学的温迪·伍德(Wendy Wood)的定义最好。她将习惯阐述为"在特定情况下,我们为获得回报而采取的行动"。

以我自己的亲身经历为例。为了不惊扰妻子的好梦,我通常在早上5点左右悄悄起床。随后我走进厨房,不假思索地煮一杯咖啡,香气四溢的热咖啡就是我的奖励。奖励是关键,它需要即时兑现。当我得到奖励时,大脑会释放多巴胺,这有助于大脑对这个习惯加深记忆。奖励越快越好,因为这样大脑才能将背景和行动有效地联系起来。

寻找自己的优势

许多人可以在某一个领域取得成功,但在另一个领域则未必。我有一个患者叫安迪,他是一位非常成功的电影导演,也是我的好朋友。

安迪曾经跟我谈起拍摄电影的不易,他说几乎每天都会遇到各种困难和挫折,如日程改变、预算有限、天气变化、剧本改写等。他告诉我,他已经摸索出了一套行之有效的应对之法,无论当天发生什么事情,他都会适当调整并在第二天完成任务。我问他是否在拍摄第一部电影的第一天就学会了这种方法。他回答："哦，天哪！不，医生，我是花了很多年才学会的！"

然而，当他试图改变饮食习惯，计划有规律地进行体育锻炼时，却没有成功。每次失败后他都感到十分沮丧，但第二天仍然用同样的方法尝试，结果又是失败。他没有意识到，其实自己完全没有运用在电影拍摄过程中学到的解决之道。

但当他意识到可以把从电影拍摄过程中学到的技能应用到管理饮食和锻炼上时，一切便豁然开朗了。他终于开始运用那些技能，并踏上了成功之旅。安迪将每天取得的小成功逐渐转化成了长期的目标和更大的成就。

当被问起是哪些因素发挥了作用时，他说："这些年来，我确实尝试过节食和一些热门的方法，但这些都不适合我。"他说他曾经在一个特定的项目上获得了一些成就，但后来发现这与运营该项目的那位出色的女性有关。当他在另一个地方尝试运营同样的项目时，却发现根本提不起兴趣，最后当然很难成功了。

"既然按照自己的方式去做，我就需要每天努力学习一些有利于健康的新东西。"他说，"自己购物时可以买到真正喜欢的东西。我每天都会询问妻子很多关于不同食物的问题，她都会一一告诉我。在坚持做出改变的前40天里，我没有感到过饥饿。"事实上，安迪在管理饮食的道路上干劲十足。

此外，通过与亲密的人分享自己每周的减肥成果，他的责任感增强了。从心理层面上来说，这个做法很有效，因为这是安迪的方式，而不是别人的。

弄清楚"如何做"

如何改变习惯是个难题，许多人在这个方面一直一筹莫展。我们在为自己设定目标时通常倾向于好高骛远，设定的目标听起来都很美，比如减掉 25 千克，去参加马拉松训练或者当个冥想大师。好高骛远的问题在于会使目标与现实脱节，让我们更容易放弃目标并有挫败感。缰核会将此一一记录在案。真正重要的是，要将"如何做"分解成便于管理的小目标。

设定小目标。假设我们在教一个 5 岁的孩子数学知识，那么我们不可能让这个孩子一开始就解决三角函数问题，而是会从基本的数学计算开始，如教他识别数字并按顺序计数。每个人都必须通过几周、几个月、几年的时间，一步一步逐渐掌握这些知识。

再比如，当我们想学习一种乐器时，就拿钢琴来说吧，应该选择从一首美妙复杂的贝多芬奏鸣曲着手，还是先试着从和弦学起呢？毋庸置疑，应该选择后者。

当我们试图改变自己的行为方式并养成新的习惯时，也要遵循同样的过程。如果从与我们的动机和能力相匹配的小目标、小步骤着手，便会更容易成功。如果我们长期疏于锻炼，突然设定一个每天早上跑 3 000 米的目标，恐怕不太好执行。每天早上不坐电梯且爬楼梯去 4 楼的办公室，这应该是一个更现实、更有可能实现的目标。即便是先选择坐电梯去 3 楼，只爬最后一层楼梯，也会是一个好的开始。

请记住，永远不要觉得设定的目标太低。例如，你可以每天用半勺橄榄油代替等量的人造黄油、蛋黄酱。研究发现，这会有助于减小患心脏病的风险。

当设定的目标触手可及时，在实现目标的过程中，我们的信心便会不断增强，成功就变得容易。请千万别好高骛远，只有降低目标门槛，在前期取得小成功的基础上再接再厉，才能实现更大的成功。

多年以来，我总劝我的一个患者利用跑步机进行锻炼，但他一直没有养成这个习惯。后来，在一次接诊时，我建议他从一个简单的小目标做起，那就是每天只需在跑步机上站 5 分钟。他同意了。6 周后，在一次随访中，我问他锻炼得如何了。令我惊讶的是，他说自己已经可以每天在跑步机上走 30 分钟了。他说一开始他每天站 5 分钟，后来他想，与其傻傻地站着，不如开始走，于是越走时间越长。多年的抵制之后，最初迈出的那一小步终于开花结果，变成了一种健康的习惯。

目标要具体。 一个好的目标既要现实，又要具体，且越具体越好。如果我们想拥有健康的饮食，可以从每天在早餐中加入一片苹果开始。如果你本来就不吃早餐，那就从早餐只吃一片苹果开始。

如果想加强锻炼，我们也可以从小目标做起，如在最喜欢的节目的广告时段至少做一次俯卧撑或仰卧起坐。为了缓解心理压力，你还可以在查看电子邮件之前做 3 次深呼吸。当我们在选定具体的小目标时，实际上也是在计划将要做什么、何时做，以及如何做。

避免枯燥乏味。 尽可能试着选择一个自己真正想要在生活中养成的新习惯，而不是仅仅因为觉得应该做而去做。好的感觉归根结底来自成就感，所以要从那些会给我们带来快乐的习惯做起。这种好的感觉可以刺激大脑释放更多的多巴胺，有助于形成习惯记忆。总之，我们对自己所做的事情越喜欢，就越容易坚持下去。

循序渐进，顺其自然。 一旦确信自己能够坚持一个小的新习惯，就勇敢迈出下一步。例如，如果我们习惯了早上吃一小片水果，可能慢慢地少吃一口咸猪肉或者咸蛋黄便更容易做到了；如果我们能做一个俯卧撑，很可能接下来会做第二个和第三个俯卧撑；如果我们已经习惯在阅读电子邮件前深呼吸，很可能在开会前或者上下班途中也会选择这样做。

要灵活应对。如果设定的目标不容易达到，那么就换一个更容易实现的。例如，我们决定锻炼，但不想穿戴整齐还要开车前去健身中心那么麻烦，也不觉得在公共场合大汗淋漓有多么美好。没关系！把它变成一个不同的、更小的目标，并与我们已经在做的、喜欢的事情联系起来就好了。替代方案可以是，穿着睡衣在家锻炼，同时看自己喜欢的节目。

我的妻子是一名护士。每天回家后，我总喜欢坐在厨房里，和她谈论这一天各自都做了什么，她也很喜欢这样做。通常我们会一起吃点儿奶酪，喝杯饮料。但是有一天，我们突然意识到我俩竟然一次性吃掉了大约 500 卡路里（1 卡路里 ≈ 4 186 焦耳）的奶酪！

思来想去，我们决定买一把好用的奶酪刀，这样我们就可以把奶酪切得很薄，还可以将苹果和梨切成片，再把奶酪片放到苹果片上一起吃。如此这般，我们养成了一个不但自己喜欢而且更健康的饮食习惯，不必吃那么多的奶酪，也能品尝到奶酪的美味。

想做出改变却碰壁了，该如何应对

如果我们在试图做出改变时碰了壁，结果很可能是：拖延计划。以下是一些帮助我们坚持下去的建议：

- **顾全大局** 养成新习惯时遭遇困难是难免的，这时一定别忘了自己"为什么"要这样做，也就是不要忘了自己的关键动机。一定要提醒自己正在努力活得更久，或者是在为自己的孩子树立榜样。每多吃一次花椰菜或者每周参加一次健身操课程，都代表着我们朝最终目标又迈近了一步。

- **寻求支持** 改变自己的习惯可能很难。许多人得到了他人的支持并从中受益。至关重要的支持可能来自最亲近的人，如同意帮助我们改进晚餐菜单的配偶或每周与我们一起慢跑的朋友；也可能来自社区或某个机构，如自行车初学者俱乐部；还可能来自专业人士，如健身教练、培训师、营养师、专门从事压力管理的治疗师。

- **参与竞赛** 有的人通过激发自己的竞争意识获得了成功。如果我们缺少竞争意识，在开始建立新习惯时，与朋友进行健身或减肥比赛，很可能会有所帮助。应该注意的是，要确保我们选择的任何比赛或竞争都是安全的、合理的，并且与自己目前的能力水平是相匹配的。

- **分散注意力** 把新习惯和一些有趣的事结合起来，会让人感到更愉悦。我们可以在跑步机上挥汗如雨时看电影或电视节目，在散步时听听欢快的音乐，在准备晚餐时播放一段引人入胜的纪录片，等等。

巩固胜利的果实

我们或许已经养成了众多好的日常习惯，如每天早上检查电子邮件，下班回来脱下外套后挂起来，上床睡觉前刷牙。我们做这些事情时往往不假思索，信手拈来。但是，这些自发的行为并不是自然而然就有的。从本质上讲，所有的习惯都与某种提示有关。一天中的某个时间、某种环境或情形，都可能会无意识地触发这种行为。

手机发出的"叮叮"声暗示你拿起手机看一看；早上起床的行为暗示你打开水龙头洗个脸；电影院里黑漆漆的环境引发你对爆米花的渴望……类似这样的暗示力量很强大，会影响我们的行为。

了解了这一点，我们也可以通过选择简单的暗示来帮助自己养成好的新习惯。例如，如果想在睡前一小时关掉所有电子设备以便睡得更好，我们可以将晚上的某个特定时间作为暗示。当晚上 10 点的钟声响起时，我们就该关机了。再如，如果想养成餐前吃少量蔬菜的习惯，那可以选择把一碗胡萝卜条放在冰箱中间层架的靠前处，这样只要一打开冰箱便会第一眼看到它，你就会很容易接收到这个暗示。

有了新目标之后，就要花费一些心思来设计一个使我们很容易与之联系起来的暗示。如果这个暗示已经是我们日常生活的一部分，就会更有帮助。起床、进出房间、刷牙或洗碗都可以作为新习惯的暗示。

刚开始得到暗示时，我们通常需要有意识地思考一下，并刻意做出努力，然后根据暗示行动。例如，当我们第一次选择不坐电梯时，必须在心里提醒自己走楼梯。暗示和随后的行为每重复一次，有意识的行为就更容易转化为自发的习惯。随着时间的推移，新的习惯就慢慢形成了。

当我们努力建立新的健康习惯时，每形成一个习惯或取得一项进步，都要给予自己充分的表扬。一天做了 5 个俯卧撑吗？如果完成了，要对自己说:"我做到了!"或者今天少抽了一根烟吗?如果做到了,要对自己说:"这真值得挥拳庆祝一下!"

通过强化好习惯带来的良好感觉会让我们觉得好习惯更值得坚持。大脑感知到的回报越多,我们就越觉得某件事值得去做,也越想再做一次。(还记得前面谈到的大脑中的缰核吗?)

当我们选择过健康生活时,会开始从更积极的角度看待自己。这会产生滚雪球效应。例如,如果有一夜安眠及其带来的神清气爽的感觉,可能会使我们更容易实现早睡这个目标。再例如,锻炼身体所获得的成就感可能会促使吸烟者少吸烟,甚至戒烟。

换句话说,在一个方面取得成功,会促成其他方面也获得成功。

同样,一次失败并不意味着再也不会成功。人非圣贤,孰能无过?我们明明计划好了要去健身房,却可能临时放弃;明明计划早睡,却可能失眠。你可以去问一问,哪个成功改变生活习惯的人没有经历过挫折和失败呢?

重要的是心里要一直紧绷这根弦,随时调整。养成新习惯并非孤注一掷,非赢即输。当偏离预定计划时,并不意味着一切都无法挽回。

告诉自己,任何一点儿成绩都聊胜于无,即使今天做的事只相当于昨天完成量的一小部分,我们也仍然在朝着正确的方向前进。

把旧习惯"哄下楼"

到目前为止,我一直在思考如何才能稳步而快乐地养成新的生活习惯。但是，旧习惯会乖乖消失吗？无论是戒烟、拒绝食用垃圾食品，还是减轻压力，旧习惯都无法轻易改变，它们已经成为我们生活的一部分，异常牢固。

"改掉坏习惯"这句话可能会误导人。对某个习惯的记忆可能会持续一生。改变旧习惯需要时间，而且必须循序渐进。正如马克·吐温小说中的经典人物威尔逊在他的记事本中所说的那样，"习惯就是习惯，不会被任何人一下子扔出窗外，而只可能被一步一步地哄下楼"。

设计替换方案

我注意到，人们经常在社交场合过量饮酒，这是一个常见的习惯。我没有简单地告诉我的患者应该完全戒酒，而是建议他们在喝完第一杯酒后，往同一个杯子里倒满苏打水等不含酒精的饮料。如果他们通常一次喝三四杯，我会让他们隔一杯便换一次苏打水。通过这个办法能将他们的酒精摄入量减少一半，而且毫不费力，因为这只是在他们已经做了的事情的基础上增加了一点儿情节而已。

识别暗示

如果在改变旧习惯的过程中遇到了困难，不要认为是因为自己软弱或缺乏意志力。更有可能的是，这些习惯与非常强烈的暗示联系在一起。想逐步改掉坏习惯，最好的方法是像侦探一样行动起来，寻找与该习惯相关的那些暗示，找到会触发它的因素。

避开诱惑

一旦确定了触发某个特定习惯的暗示,一个简单的策略就是尽量避开它。如果每次看到桌子上的糖果罐就会忍不住抓来并一把吃掉里面的糖果,那就扔掉糖果罐。如果在某个工作场所入口附近吸烟的人会激起你吸烟的冲动,那就换一个入口进入。如果社交活动选在酒吧会导致你过量饮酒,那就问一问朋友是否可以在公园或咖啡店见面。

对我来说,在早餐时往往面临着艰难抉择,因为我喜欢吃涂有果酱的脆皮烤面包片,但每每吃了这样的食物后我又后悔不已。怎么办呢?我选择把面包放在橱柜里,而在厨房柜台上总是放上一碗看起来很甜美的水果。

改变周边环境

美国斯坦福大学的福格教授[①]经常谈到另一个策略,那就是通过重新设计周围的环境来鼓励自己养成好的习惯。最近,我和妻子买了一个漂亮的新冰箱。这个新冰箱很现代,也很方便,有充足的储物空间,内部照明也很好,唯一的问题是放水果和蔬菜的抽屉完全不透明。这样我们购买的所有健康食品都在无形中被隐藏起来了,我们经常忘记吃。弄清楚这一点后,我们决定把鸡蛋、培根、奶酪、香肠等食物放在不透明的抽屉里,而把水果和蔬菜放在架子上。这确实有助于我们养成更好的饮食习惯。

对于根深蒂固的坏习惯,我们需要试着把改变习惯和改变环境结合起

---

① B. J. 福格(BJ. Fogg)博士是美国斯坦福大学心理学教授,其著作《福格行为模型》指出,一个行为得以发生,行为者首先需要有进行此行为的动机和控制此行为的能力。该书中文简体字版已由湛庐引进,天津科学技术出版社于2021年出版。——编者注

来。如果想在开车上班的路上戒烟，那么就用一包美味的口香糖代替香烟，然后换一条路去上班。

我们要谨慎选择想改变的习惯，并将这个过程分解成易于管理的一个个小步骤。改变现有的习惯，避免诱惑，对所处的环境做一些小改变。在一点点调整日常生活习惯时，对自己时刻保持耐心。一旦从这些方面开始改变习惯，我们就要试图去理解下面这句话中的智慧：首先是我们形成了自己的习惯，然后是习惯塑造了我们。

LIVE YOUNGER LONGER

05

80/90 职场人，你的健康还好吗

千禧一代通常被定义为 1981—1996 年出生的人，他们中的大多数人基本上已经清楚应该为自己的健康做些什么。大多数千禧一代在一些方面能够养成健康的生活习惯，但在另外一些方面做得不够好。研究表明，千禧一代往往比前几代人更注重锻炼，但在压力管理方面做得不尽如人意。

> 拥有健康可以缓解压力、节省钱财，甚至可以保护地球。

谈论慢性疾病和过早死亡可能对老年人甚至一些四五十岁的人来说是有意义的，但没有几个二三十岁的人对这个话题真正感兴趣或者有任何紧迫感。他们大多觉得讨论这个话题为时尚早，还没有必要参与进来。

"医生说你应该这样做。""有一天你可能会得心肌梗死。""你的做法会让你的寿命缩短。"虽然警告之声不绝于耳，年轻人却没有动力做出任何改变。

这些警告是人们经常念叨的，也是很多人所认为的需要对生活方式做出改变的理由，它们听起来似乎很严重，令人生畏。但对千禧一代中的许多人来说，这些警告与被迫成为健身中心会员或者不得不提前一小时上床睡觉所产生的暂时性的惶恐差不多，更别提有什么作用了。

千禧一代通常指1981—1996年出生的人，他们中的大多数人基本上已经清楚应该为自己的健康做些什么。

当下,"健康饮食,加强锻炼"这句口号已经成为老生常谈,甚至被认为是陈词滥调。千禧一代的父母、医生和老师应该不止一次告诉过他们:必须健康饮食、定期锻炼、不酗酒、少吸烟。大多数千禧一代在一些方面能够养成健康的生活习惯,但在另外一些方面做得不够好。研究表明,千禧一代往往比前几代更注重锻炼,但在压力管理方面做得不尽如人意。他们更重视水果和蔬菜的保健作用,但同时在购买加工食品上花销更大(见图5-1)。

千禧一代往往还面临着经济方面的困境,这不利于他们养成有益于身心的好习惯。由于债务的不断增加、医疗保健成本的增加,许多千禧一代普遍没有足够的资金和空闲去健身房锻炼、养成健康的饮食习惯。健康生活只是千禧一代面临的众多选择之一。毕竟,世界并非只是为了他们的健康生活而存在,实现健康生活所面临的挑战和困难是切实存在的。

但是,如果他们想做出改变,也有很好的理由和策略。在千禧一代中,很多人已经不得不面对自己或亲人的健康问题,他们可能一边在努力为自己和家人的健康挤出时间,一边还要抚养孩子和忙于工作。也有一些人,他们根本没有时间过多地考虑自己的健康问题。

无论千禧一代的情况如何,研究表明,仅靠惶恐、内疚或羞愧不可能形成长期的健康习惯,保持积极向上的心态、努力做对自己身心有益的事情才是正途。从长远来看,千禧一代需要尽快在中年之前认清自己为什么要养成健康生活的习惯,如果能做到这一点,他们的身心健康会因此受益。

优先考虑健康并不意味着需要彻底改变自己的生活方式,或者每天都在社交媒体上晒美食图片。健康的生活习惯必须与每个人的生活方式相适应,才能带来显而易见的好处。一定要是自己喜欢的,才能坚持下去。

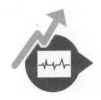

运动量增加

根据美国疾病控制与预防中心的数据,在过去 20 年里,在美国 18～44 岁的人群中,有氧运动和力量训练达到推荐量的人群比例一直在上升。这说明千禧一代比前几代人在年轻时进行了更多的体育锻炼。不过,得到足够锻炼的千禧一代仍然只占总数的 30% 左右。

食肉量变少

尽管数据显示,随着收入的增加,美国人的红肉消费量也在增加,但事实上,千禧一代在肉类上的花费比以前任何一代都少。事实已经证明,减少红肉和加工肉类的摄入对健康有益。

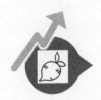

喜欢购买更多的水果和蔬菜

总体而言,在千禧一代的食品预算中,用于购买水果和蔬菜的支出比例高于 X 世代或婴儿潮一代。[①]但这个比例会随着收入的不同而不同。收入较低的千禧一代倾向于减少此项支出。随着收入的增加,与前几代人相比,千禧一代会购买更多的水果和蔬菜。这表明,随着千禧一代年龄的增长和收入的增加,他们将比前几代人摄入更多有益健康的水果和蔬菜。

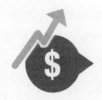

在甜食和加工食品上的花费增大

数据显示,千禧一代购买的方便食品较多。他们更愿意在外面吃饭,不太愿意自己做饭。他们购买的甜食和加工食品也很多,因为这些食品几乎不需要时间来准备。

图 5-1　千禧一代的健康习惯数据

---

① X世代是指1965—1980年出生的一代人;婴儿潮是指在第二次世界大战结束后的一段时间内,出生率显著上升的现象。——编者注

在这一章中，我们将介绍千禧一代真实的健康状况，以及为什么即使现在才决定做出改变仍不失为一个好主意。我还会介绍一些可能真正有效的激励因素。这些激励因素不是基于内疚的，而是基于健康生活带来的积极变化的，如使人的心理更健康、储蓄更多、碳排放量更少。哦，对了，为什么我选择对千禧一代来分析呢？这是因为他们是目前美国成年人中人口数量最多的一代。

千禧一代的健康状况

与其他几代人相比，千禧一代的健康状况如何？

你可能会认为，随着医学的进步、创新意识的提升和全球化程度的加深，人们的健康状况会越来越好。但事实上没有那么简单，现实情况更加复杂。健康状况在很大程度上取决于人们的生活习惯和所处的环境，仅靠医学进步无法确保无虞。千禧一代的健康状况在一些方面正在变好，而在另外一些方面正在变差，总体一直处于不断变化之中。

与肥胖相关的癌症的发病率升高

许多与肥胖密切相关的癌症在年轻人中出现了增长趋势。1995—2014年，多发性骨髓瘤、结直肠癌和其他与肥胖相关的癌症在年轻人中的发病率呈现出不合比例的升高，这显然不能完全归因于筛查力度的加强。

其他类型的癌症的发病率下降

食管癌、喉癌、肺癌、膀胱癌、宫颈癌和其他一些癌症在年轻人中的发病率正在下降，与吸烟有关的癌症的发病率尤其如此。

心脏病的患病风险增高

高血压和糖尿病是心脏病的两个重要风险因素,并且当前在年轻人中的发病率异常升高。截至 2016 年,1/4 的年轻人处于糖尿病前期,这使该群体患 2 型糖尿病和心脏病的风险更高。

我们都知道,导致这些风险因素的某些习惯,如久坐不动和不良饮食习惯,在很早之前就会形成,这非常令人不安。在所有有糖尿病前期的美国人中,只有 1/10 的人已经意识到自己得了病。

许多人错误地认为血压的轻微升高没什么大碍,但事实上由于心脏平均每天跳动的次数高达 10 万次,所以即使血压出现轻微升高,长期累积下来也会造成巨大的影响。

我们可以把心脏想象成一块肌肉,每跳动一次就像是举重一次。如果它不得不在更高的压力下泵出血液,就只能更加用力,心肌会因此变厚。在年轻人的常规心脏检测中,医生发现他们中一些人的心肌壁和整个心脏都出现了增厚现象。这意味着将来他们发生心肌梗死、脑卒中等严重心血管疾病的可能性更大了。

抑郁率和自杀率攀高

研究表明,抑郁和自杀在年轻人中更容易出现,而在老年人中就不那么普遍,这不能完全用年轻一代更有可能谈论精神疾病并积极治疗这一事实来解释。

为什么年轻人的心理健康状况正在持续变差?研究人员尚未找到答

案。但已经有证据指向了一些促成因素：

- **互联网的应用和网络霸凌**　它们都与抑郁、自残、自杀的想法和行为相关。
- **睡眠减少**　有研究表明，年轻人的睡眠时间偏少，而睡眠障碍、精神状况不佳与自杀行为紧密相关。抑郁症和其他精神疾病也会导致年轻人睡眠不足。

压力增大

千禧一代似乎和他们之前的 X 世代一样，会感到压力重重，而且比婴儿潮一代的压力明显要大得多。美国心理协会的一项研究发现，千禧一代比之前的几代更有可能认为压力在逐年增大。据调查，有超过半数的千禧一代在过去的一个月里，因压力过大而在晚上辗转难眠。这在之前的几代人中很少出现。这到底是年龄的原因还是不同时代的原因呢？还没有人给出确切的答案。

以上这些趋势可能看起来很严峻，但好消息是，只要我们坚持循序渐进的原则，按部就班地不懈努力，哪怕每天只进步一点点，假以时日，就一定可以从根本上消解患病风险，保证身心健康。关键是要找一个把健康生活习惯坚持下去的方法。

大脑依靠习惯做事

研究表明，为了保持新的健康习惯，我们的大脑不仅需要逻辑论证和不断重复，还需要获得回报。

大脑做任何事情，依照的都是根深蒂固的习惯，无论是饮食方式，还是回应批评的方式，概莫能外。事实上，我们的所作所为至少有一半是习惯性的，这意味着我们的日常生活方式是由习惯和思维共同支配的，二者发挥的作用不相上下。

出现这种情况可不是无缘无故的。大脑和身体的其他器官一样，追求的是高效节能。换句话说，大脑想以最少的工作量来完成任务。重复的、自主性的任务让大脑更"节能"。这意味着即使一些习惯对我们不利，大脑也未必会排斥。我们为长期拥有健康的身体做出改变的想法通常不够坚定，不足以与大脑中已经形成的习惯对抗。想要改变大脑的既定模式，仅凭良好的意愿是远远不够的。

幸运的是，研究表明持久的改变是完全可以做到的，而且从相对年轻时开始养成健康的生活习惯、克服不良的生活习惯，那么随着年龄的增长，好习惯更容易坚持下去。

要养成新习惯，我们需要频繁的、即时的回报，以触发神经递质多巴胺的分泌，刺激大脑对新习惯形成记忆。如果我们明确这一习惯对生活有实际意义，就会更有动力不断追求更好的结果。

本书第4章谈到了应该为成功的改变所做的准备，以及如何正确改变的方法。其中关键是要设定自己确信可以实现的众多小目标。好高骛远容易导致失败，失败会告诉大脑不要再去重复那些经历。

例如，可以考虑每周去一次健身房，每次持续锻炼15分钟，而不是发誓每天锻炼一小时。如果觉得每周锻炼15分钟仍旧不好实现，那就每周至少去一次健身房。需要特别注意的是，刚开始时一定要取得成功，让大脑获得回报，并在此基础上再接再厉。

健康的习惯可以很惬意

我们中的许多人在评估自己的健康状况时会有内疚感和羞耻感。这种感觉可能来自我们的身体和外表，也可能来自那些对身体有害而我们自己却甘之如饴的长期习惯。对一些人来说，当满怀期待的健康生活计划遭遇失败时，羞耻感或失败感便会随之而来。甚至在很长时间后，他们一想起这个计划仍会有此感受。还有的人可能因此走向极端，如沉迷不可持续的节食和运动。这种想法通常源于孤注一掷、非赢即输的思维模式和行为方式。

健康的习惯不应该以自我惩罚的形式存在，而是应该让人感到惬意和愉悦。研究表明，如果想长期坚持某个习惯，自我关怀比自责或者感到羞耻要有效得多。

不要总是想着去培养自己不喜欢的或者感到不快乐的健康习惯，因为那注定会以失败告终。相反，我们应该适当地改变自己的目标和愿望，使其更适合自己。例如，当朋友开始慢跑时，我们可以看到他开始变得健康、苗条、精力充沛，这显然是锻炼带来的好处。而健康、苗条、精力充沛也是我们孜孜以求的，所以你也决定坚持慢跑。问题是你讨厌慢跑，即使尝试了很多次，最终也无法坚持下去。

但别急于下结论，还可以通过其他方法来实现自己的愿望。首先，好好想一想有哪些是自己喜欢的、适合自己的生活方式和具有潜能的体育运动。然后，看一看哪几项对自己来说难度较小。最后，选择一个可以与自己现有的日常活动联系起来的运动项目。如果我们做起某项运动来感到容易、愉快，养成新习惯的阻力就会少很多。

健康的习惯可以很环保

我和妻子琳达有3个孩子,他们现在都二三十岁了,属于千禧一代。当我告诉他们好的饮食方式在降低患病概率方面至关重要时,他们都会说:"我们青春年少、血气方刚,很多年不会得任何疾病,现在为什么要去担心这些呢?"但是,当我提到少吃红肉和乳制品可以让他们的碳排放量减少70%时,他们便回心转意了,因为这么做的好处直接明了。

如果我们也像许多千禧一代一样,时刻关注气候变化,有保护地球的意识,便会欣喜地发现,健康的生活习惯不仅对我们个人有益,也对环境有益。研究人员曾研究了对人类健康有益的饮食和有利于保护地球的饮食之间的关系。令人欣慰的是,研究结果表明这两者通常是一致的。

先告诉大家一个坏消息:在全球范围内,粮食生产是气候变化的主要因素之一。粮食生产等农业行为排放了30%的温室气体,占据了地球40%的可用土地,并消耗了可用淡水总量的70%。科学模型预测,除非改变饮食模式,否则到2050年,全球农业温室气体排放量和毁林开荒量会增加80%。但有个好消息:有利于人类健康的饮食变化与减少温室气体排放和减缓气候变化的那些变化是一致的。

含有大量添加剂、糖、饱和脂肪、加工食品和红肉的饮食结构往往意味着要使用更多的土地和水资源,并排放更多的温室气体。在美国等高收入国家,动物性食物占人们饮食结构温室气体排放量的70%。

再来看看植物性食物,如水果、蔬菜、坚果。坚果、蔬菜、谷物含量高,加工食品和肉类含量低的饮食结构可以降低影响健康的有害风险,同时减少碳排放。

当今的美国，千禧一代的人口数量最多，食物需求量最大。如果他们愿意改变食物种类和生产方式，产生的影响不容小觑。

其他有利于保护地球的健康习惯还有：

- **绿色通勤** 在不同地点之间往返时，选择骑自行车、步行或乘坐公共交通工具，不仅可以多运动，而且能减少燃料消耗。
- **购买本地农产品** 在当地农贸市场购买食材，意味着更有可能买到包装更简单的纯天然植物性食物，而且不需要额外的运输能耗。此外，当地的小规模食品生产商更有可能使用对土地有益的绿色农业生产方式。有些当地农民也试着快速冷冻他们的农产品，并进行反季销售。
- **自己种植食物** 在后院租一块土地进行耕种，这样可以亲自收获健康的食物，同时也锻炼了身体，还可以开辟更多的绿色空间，并为能授粉的昆虫等动物提供栖息之地。可以从种植简单易行的种类入手，如西红柿就是家庭经常种植的蔬菜之一。

运动 + 冥想，轻松完成健康目标

从长远来看，经常锻炼可以降低得抑郁症和焦虑症的风险，也可以改善已有的精神疾病症状。经常锻炼的人往往具有更好的信息处理能力、记忆力和决策能力。

即使定期只进行少量的运动，如每周 3 次，每次 10 分钟，也能有效预防心脏病、高血压、2 型糖尿病、各种癌症、老年痴呆等。无论个人的身材和体型如何，动则有益。

运动有利于精神健康 运动对人的精神健康有以下直接的好处：

- **减少压力和缓解焦虑** 就像头疼时服用阿司匹林一样，当感到非常焦虑的时候，即使只散步10分钟，也能带来几小时的情绪稳定。
- **改善认知功能** 研究表明，运动可以改善记忆，提升注意力和执行力（如计划、组织及控制情绪的能力）。
- **有助于睡眠** 精神健康离不开高质量的睡眠。

冥想有利于身体健康 有证据表明，冥想可以改善抑郁和焦虑的症状，并有助于缓解烦闷、愤怒或敌意等情绪。由于身心一体，冥想可以对身体健康起到切实的正向作用。事实证明，冥想有如下许多好处：

- 改善睡眠质量，对失眠症患者也有效。
- 降低潜在高血压人群的血压。
- 减轻肠易激综合征患者的痛苦，改善其生活质量。
- 对部分有慢性疼痛的患者有所帮助。

不要为了找到"正确"的冥想方式而徒增压力。当然你可以加入专门的冥想中心，或者参加由资深教练执教的团体课程。但也可以自己轻松地练习冥想，唯一所需的只不过是高效率的几分钟时间。以下这些方法可以尝试：

- **深呼吸** 初学者能很快掌握，因为呼吸本来就是正常的生理现象。把所有的注意力集中在自己的呼吸上，慢慢地深呼吸，专注于鼻孔吸气和呼气时的感觉及声音。
- **感受身体** 用心感受身体的不同状态，无论是疼痛、紧张，还是温暖、放松。将感受身体与深呼吸结合起来，想象热量或者放松的感觉随着呼吸在身体的不同部位流转。
- **重复唱诵** 你可以自己创造唱诵词，只要可以重复唱诵，无论是自己喜欢的一个词、一句话，还是经文，都可以。
- **边走边想** 走路时冥想对放松身心和保持健康非常有利。放慢脚步，专心感受抬脚、迈腿和脚着地的感觉。

健康，要从年轻时投资

选择健康的生活不仅是意志力的问题，而且要基于现实。当人们拥有更多的金钱和时间等资源时，会更容易做出对自己健康有益的选择。因经济原因无法选择健康的生活不应是借口，而是现实生活中的无奈。

在2007—2009年的美国经济大衰退期间，许多千禧一代苦苦寻找工作，但很难得到一份满意的工作，这种经历对很多人产生了持久的影响。尽管他们是迄今为止受教育程度最高的一代，但与婴儿潮一代在相同年龄时的工资相比，千禧一代的实际工资水平并没有增加。再加上学生时期的债务及不断上涨的住房和医疗保健成本，许多千禧一代没有足够的可支配收入。

健康的生活可能意味着高昂的代价。健康食品一般比加工食品价格更高，健身房会员资格也往往价格不菲，烹饪健康的膳食、定期锻炼和采取措施控制压力都需要花费大把的时间。如果为了生计不得不长时间工作或同时兼任多份工作，健康的生活就更难以实现了。

但是无论实际情况如何，我们或多或少都可以采取一定的措施来改善自己的健康状况。从长远来看，年轻时在健康生活上投入时间和金钱，从经济上来算的话不会吃亏。医疗保健费用昂贵，美国医疗保险和医疗补助服务中心预计，2018—2027年医疗保健服务的费用将持续走高。

关键是要采取力所能及的、对生活质量有所改善的小措施。积少成多地对我们的健康产生积极的影响，这不会花费太多。

简单易行、成本较低却对健康大有裨益的习惯有许多，包括：

- **白天多运动**　即使稍微动一动也会对身体有好处。没有时间或金钱去健身房？那就把运动分摊到日常生活中。可以选择爬楼梯，也可以在打电话的时候不停走动，或者慢跑10分钟，没有时间的话跑2分钟也行。还有，尽量每小时活动一下，如果有事要与同事讨论，可以走过去找他当面说，而不是通过打电话或者发邮件，这样对健康会很有帮助。为什么像这样的小事也对健康有益？那是因为人的身体需要运动。100万年前，那时的人不可能整天坐着，他们必须出去四处觅食才可能生存下去。
- **少吃肉**　有证据表明，植物性食物往往比动物性食物更健康，会降低健康危害。大部分家庭的食物预算恐怕都会用来购买肉类。少吃肉，适当吃一些物美价廉的豆类和豆类蔬菜，可以达到节省开支并增加饮食中植物性食物的目的。
- **选择速冻食品** 速冻水果和蔬菜可以很好地保留营养，而且通常比新鲜农产品便宜，同时也便于储存和烹饪。
- **健康的社交活动** 二三十岁时，人们的社交活动大多是和朋友吃吃喝喝。何不邀请朋友一起散步、跳舞、打保龄球或者玩游戏，这可以给我们带来两个好处：社交机会和体育运动增加，花在吃喝上的钱少了。

从家庭角度重新看待习惯

说起家族病史，有些人可能会感到心情沉重。如果家人中有人得过心脏病、糖尿病、癌症或者其他严重的慢性疾病，那患同样疾病的风险可能会比没有这些家族病史的人要高。

诚然，对某些疾病来说，遗传因素占比很大。但对于许多疾病和健康来说，我们每天的生活方式比基因的影响更大。研究表明，大约75%的脑卒中可以通过健康的生活方式来预防，大约50%的癌症与生活方式和环境有关。虽然选择能带来真正改变的健康生活方式永远都不晚，但趁年轻做出必要的改变的确能带来更高的回报。

一项对3 000多名志愿者进行的为期20年（从他们20多岁持续到40多岁）的跟踪调查显示，人们在刚成年时就形成并保持健康的生活习惯，可以显著降低之后患心脏病的概率，即使家人得过心脏病。

所以对许多人来说，更需要认真面对在家庭中形成的生活习惯，而不是家族的基因。大多数人都有一些他们想保持和传承的家庭传统，也有一些他们想舍弃的习惯。

对孩子而言，父母或其他监护人在饮食、运动、睡眠、压力等方面的行为和态度有着举足轻重的作用。仔细想一想，我们从自己的成长中学到了什么，自己想为孩子做点儿什么，这可以帮助我们确定自己的目标，并形成相应的习惯。这对我们来说是全新的尝试。

如果你有机会了解自己的家族病史，请与医生谈一谈这段病史对你意味着什么。如果祖母患有乳腺癌，那么这对你有什么样的风险呢？如果父亲或母亲有心脏病，又有哪些影响呢？哪些生活方式与家族疾病有重要的关联？

如果已经为人父母或者计划生育儿女，那么一定要知道，通过改变自己的生活方式可以为孩子树立积极向上的榜样，甚至可以改变影响他们一生的健康状况。

饮食、运动、保持活力或者照顾自己的模式和方法不一而论。在接下来的章节，我还要介绍更多有利于降低疾病风险的日常生活习惯。请接收这些信息，尝试做出改变，这可能对你意义非凡。想要形成长期的健康习惯，关键是要掌握做出明智选择所需的信息，找出那些有利于改善身心健康的动力和策略，还有就是在整个过程中善待自己。

LIVE YOUNGER LONGER 做好健康管理，为孩子做好榜样

做好自己的健康管理，做个好榜样，孩子就可以从中受益良多。

- **做健康生活习惯的好榜样** 孩子通过模仿获得健康生活习惯的效果最好。在美国，千禧一代的人口数

量最多，正处于养育孩子的全盛时期。在 12 岁之前，孩子的很多饮食习惯就已经形成，运动习惯的形成时间还要早一些。一定要让孩子拥有健康的饮食习惯并经常参加一些体育锻炼。可以让孩子帮忙购买和准备食物、在附近的公园散步、去操场跑步等。如果孩子在这些活动中玩得开心，就会留下永久的快乐记忆，这会引导他们独立后选择健康的生活方式。这些他们在早年所做的事情，会决定他们未来数十年的饮食习惯和运动模式。

- **在电子产品的使用时间管理方面以身作则** 使用电子产品的关键是要适度。我们在生活中已经离不开智能手机、电脑和互联网，但一定要在电子产品的使用时间管理方面为孩子树立榜样。远离电子产品，花些时间和孩子在一起，这会让他们觉得自己对父母来说很重要。

- **告诉孩子如何做出积极的改变** 找出几个自己想改变的习惯，行动起来，现在就做，哪怕是小小的改变。把这些改变和自己经常做的事情联系起来，让事情变得生动有趣，并鼓励孩子加入你的行动。例如，家人喜欢吃奶酪，但过多食用奶酪无疑对健康不利。在这种情况下，我们并不需要完全放弃奶酪，而是可以选择加入苹果片或雪梨片，或者把奶酪切得薄一点儿，这样我们仍然可以尝到很不错的味道，还给自己额外增加了一份水果。假以时日，这便会成为一个健康而有趣的好习惯。

LIVE YOUNGER LONGER

06

退休后,如何保持健康

即使你已经超过 65 岁,从现在开始注重健康生活,也会让你感觉仿佛回到了四五十岁。只要做出改变,即使只多吃一口健康的食物或者只做 3 分钟活力四射的运动,也能大大改变你的日常生活方式,并延长健康寿命。

" 亡羊补牢，未为晚也。
努力可以让生活更美好。 "

婴儿潮一代又应该怎样做呢？现在做出改变为时已晚了吗？当人们60多岁和70多岁时，很容易有这样的想法：青春已不在，自己最好的年华已经远去了。可能你会感觉身体疼痛的部位又增多了，也许胆固醇水平比自己想象中的高，腰围越来越大，或者手指变得越来越僵硬。

你多么希望在过去的几年里更好地照顾了自己。回首往事，也许你希望自己吃过的沙拉比牛排多一些，或能多睡一些觉，抑或穿跑鞋多运动几次。但别忘了对自己温柔一点儿。后悔对改善健康无益，心动不如行动。千万不要忘记：亡羊补牢，未为晚也。现在做出改变，照样可以改善健康状况。

即使你已经超过65岁，从现在开始注重健康生活，也会让你感觉仿佛回到了四五十岁。只要做出改变，即使只多吃一口健康的食物或只做3分钟活力四射的运动，也能大大改变你的生活方式，并延长健康寿命。

影响健康的老年病

许多人进入六七十岁以后，开始越来越担心老年痴呆、癌症等常见的与衰老相关的疾病。他们会特别关注不常有的新增疼痛或记忆丧失等令人担忧的症状，并担心这些病痛最终会缠上自己。有时，他们的注意力全集中在有可能患的疾病上，以至于忽略了更紧迫的健康问题。

诚然，患老年痴呆和某些癌症的概率确实会随着年龄的增长而增大。但是，婴儿潮一代更有可能得另一种疾病，那就是心脏病。

这是为什么呢？与同龄人相比，婴儿潮一代比上一代人更有可能选择容易导致心脏病的生活方式。他们的运动明显少于父母那一代，因此更有可能肥胖，也更有可能得高胆固醇血症、糖尿病和高血压。

随着年龄的增长，身体的一些常见变化会增大患心脏病的风险。例如，大动脉可能变硬（动脉硬化），多年的斑块堆积会导致动脉壁变窄（动脉粥样硬化）。随着人慢慢变老，心脏可能会发生节律不齐（心律不齐）、瓣膜硬化和心室变大等变化。

这些变化导致的心脏病会严重影响人们的生活，使患者活动受限，不得不接受治疗。每年有数百万人的生活质量因此受到影响。心脏病是老年人死亡的主要原因。请注意，我们关注心脏病并不意味着人在衰老的过程中无须再担心癌症、老年痴呆、糖尿病等疾病。

癌症紧随心脏病之后，是导致老年人死亡的第二大原因。年龄是患癌最重要的风险因素之一，几乎 50% 的新发癌症病例是在 65～84 岁的人群中发现的。

老年痴呆是一种影响人的记忆、思维和社交能力的疾病，发病率随着年龄的增长而增大，同时症状随着寿命的延长而加重。确切地说，有研究预测，到2050年，老年痴呆可能影响全球1.5亿人，远远高于2019年的约5 000万人。

2型糖尿病的患病概率也会随着年龄的增长而增大。2型糖尿病会影响人体利用血糖的方式，并带来许多并发症。而且，和老年痴呆一样，糖尿病的发病率总体上呈上升趋势，这在很大程度上归咎于缺乏运动、不良饮食、过度肥胖等可控因素。有研究预测，到2050年，美国大约1/3的成年人都会受糖尿病的影响，对此我深信不疑。

所有这些老年病，无论是心脏病、癌症、老年痴呆、糖尿病，还是其他的老年疾病，都应该引起人们的重视。更重要的是，我们要真正行动起来，因为预防或缓解这些疾病是切实可行的。

坚持运动，注意饮食，延缓衰老

只要想做出改变，任何时候都不晚。改善我们的健康状况、延长我们的健康寿命，现在就是最好的时机，不要拖延，不要给自己找借口。不管你已经年过七旬，或者已经20年或更长的时间没有锻炼了，还是长期以来一直吃油爆蔬菜，这都不妨碍你做出改变。

如果下决心从现在开始选择健康饮食，并加强锻炼，仍然可以降低心脏病、癌症、老年痴呆和其他慢性疾病的患病风险，而且会起到强身健体、避免受伤的作用，使肢体动作更灵活。也会提高睡眠质量，改善大脑功能，以及改善情绪，使人更加精力充沛。

简而言之，坚持健康生活会延缓衰老，延长人的健康寿命，这相当于拖住了时间的脚步。研究表明，即使已过 65 岁，改善饮食、加强锻炼仍然可以延缓衰老。思维敏锐度、记忆力、行走速度下降及身体疼痛增加等我们通常认为的衰老表现，而衰老的发展速度会随着饮食的改善和规律的运动每年减缓约 25%。

在饮食和运动方面有所改善可以延缓衰老速度，这会鼓舞我们。具体延缓多少时间呢？这些改变可以让人每增加 1 岁，健康年龄却只增长 9 个月！后面我会详细说明。

那么，65 岁以后如何做才算是坚持运动和健康饮食呢？到底需要做些什么才能减缓衰老的发展速度呢？

对吸烟者来说，第一件要做的事就是戒烟，现在还不算太晚。戒烟会降低患几十种疾病的风险，包括心脏病和 12 种不同的癌症。研究表明，戒烟可以延长 10 多年的预期寿命。如果你爱喝酒的话，可以慢慢减少到每天只喝一杯，或者干脆戒掉。

睡眠质量欠佳？那一定要养成健康的睡眠习惯，并与医生讨论怎样做对睡眠有帮助。尝试使用一些减压技巧，并经常与朋友和家人联系。无论在哪个年龄段，采取这些措施都可以提高生活质量。

然而，提高生活质量和延长健康寿命的两个最佳方法仍然是加强锻炼和健康饮食。

制订个性化的运动方案

小时候，你可能非常喜欢运动，常常跑步、玩游戏和参加其他各种活动。在整个成年期，哪怕每周只运动 3 次，每次只保持短短的 10 分钟，也算为预防以后可能出现的健康问题尽了力。说到这里，我猜大多数人会说："我就是这么做的呀。"也许你真的做到了，但目前美国只有 1/5 的成年人达到了这个标准。

我们中的大多数人不像小时候那般活泼好动，也不像二三十岁时那样坚持运动，而是连续几小时坐在办公桌前或躺在沙发上看电视。疏于运动，会让许多人面临高血压、心脏病、肥胖等健康问题。

亡羊补牢，未为晚也。现在就行动起来，即使很小的改变也会对健康产生很大的积极影响。依照下面这些建议行动起来吧：

- **放松心态**　别着急，循序渐进，稳步实现目标。如果你之前常常久坐不动，那就从伸展运动开始，或者沿着附近的街道散散步，然后力所能及地逐渐增加运动量。
- **关注多样的运动形式**　骑自行车、种植、钓鱼、打高尔夫球、跳舞、打匹克球和做瑜伽等，这些都很有用。
- **将运动融入日常生活**　看电视时可以做一些伸展运动或者练练哑铃。尽量不要和朋友一起坐着喝咖啡，最好的选择是边走边聊。
- **量"力"而行**　如果是力量训练，从 1 千克的重量开始练起。如果使用健身阻力带，从弹性最大的皮筋开始练起。然后再慢慢加码。
- **参与社交**　约朋友一起运动会让人更有动力，而且会更加有趣。可以约朋友或家人一起出去骑自行车或者上瑜伽课。研究表明，与同伴一起打网球等，比独自跑步或者去健身房对身体的益处更大。

- **找到适合的方式**　不要因身体失能或健康欠佳就不去运动。例如，行走困难的人可以选择游泳。运动实际上有助于缓解关节疼痛。
- **与医生或保健专家多交流**　确保自身的健康状况能让你如愿参加运动。可以请医生或保健专家提供建议，并推荐适合自己的运动计划。

制订"抗衰老"的饮食方案

日常饮食不只是一日三餐都很丰盛那么简单。科学饮食是最好的预防药物，如果天天服用，可以使我们更健康。事实上，研究人员发现，坚持健康饮食的老年人可能更长寿。

人们发现，地中海式饮食对健康大有益处。这种饮食方式以水果、蔬菜、豆类、豆类蔬菜、全谷物、健康的油脂、鱼类为主，能为身心健康提供至关重要的营养。

一项对 2 000 多名年过六旬的老年人进行的研究发现，那些经常选择地中海式饮食的人"功能退化"程度较轻。换句话说，他们的记忆力、专注力、注意力等大脑功能相对于同龄人表现得更出色。事实上，每过一年，那些坚持地中海式饮食的人却只衰老了 9 个月。他们和其他人群最大的区别在于增加了鱼类的摄入，减少了红肉或加工肉类、含糖饮料的消耗。而另一项针对 5 000 名 65 岁及以上老年人的研究表明，那些严格遵循地中海式饮食的人心脏更健康，死于各种因素的风险都降低了。

改变生活方式有利于改善大脑功能

研究人员想确定运动和健康饮食是否可以帮助人们提高组织力、专注力、学习能力和协调能力（执行能力），即使在这些能力已经开始出现轻微退化的情况下。

他们研究了一组 55 岁以上的人，这些人已经有一些能力退化迹象，没有老年痴呆，但有得冠心病的风险，常常久坐不动。研究持续了 6 个月，参与者被分成 4 个实验组。实验如下：

- 第一组参与者每周进行 3 次有氧运动。日常锻炼包括 10 分钟的热身运动、35 分钟的连续步行或骑固定式自行车。参与者的饮食照常。
- 第二组参与者要求采用得舒饮食（dietary approaches to stop hypertension，DASH）。得舒饮食类似于地中海式饮食，只是另增加了对低盐食物的要求。参与者定期由营养专家调整饮食结构，不需要进行锻炼。
- 第三组参与者将有氧运动和得舒饮食结合起来。
- 第四组参与者保持他们日常的饮食和运动习惯，定期与健康专家通过电话沟通心脏病等疾病的相关问题。

研究人员测量了参与者在实验前后的执行能力。他们发现，在 6 个月的实验期后，增加有氧运动和采用得舒饮食的第三组参与者的执行能力确实提升了。从图 6-1 中可以看出，当运动和改变饮食结构相结合时，能力提升程度最高。改变饮食结构和运动习惯的参与者（第三组）与保持日常生活习惯的参与者（第四组），执行能力得分有显著差异。

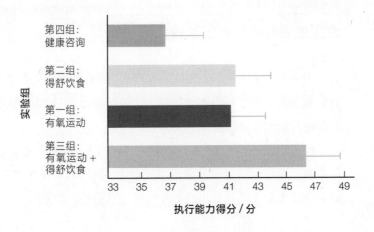

图 6-1　不同实验组的执行能力

地中海式饮食能有效预防癌症、糖尿病、老年痴呆、帕金森病、高血压和视网膜黄斑变性，还有助于减轻关节疼痛，改善胆固醇水平，并有效帮助减肥。把这种饮食方式和有规律的运动结合起来，便形成了一个成功的退休计划，一个能使人迈入悠长、忙碌和充实的未来时光的计划。

寻找目标，精彩度过后半生

对许多人来说，退休是期待已久的奖励，是对多年辛劳的回报。或许他们曾经想象过这样一幅悠闲的退休生活图景：整天忙于业余爱好，周游世界各地，经常打高尔夫球，与家人和朋友共度美好时光……然而突然之间，他们深感退休原来比想象中来得更快。转眼之间就要退休了，有些令人难以置信，让人不由得问："我现在该怎么办呢？"

他们可能很难认同工作之外的另一种身份，也可能会惊讶地发现，自己非常怀念朝九晚五的工作和它所产生的社交网络，还可能担心离开工作岗位就意味着远离了曾经在工作中找到的人生目的和意义。

这些都是很普遍的感受。正如身为医生的父亲多次告诫我的那样："你退休后必须去干点儿事情，而不是完全游手好闲。"他享年 91 岁，在去世前两周还在给人看病。因此，把退休视为通往另一种充满希望、冒险和目标的全新生活是很重要的。

退休后，我们就有机会去追求更丰富的人生，而不是像之前那样忙于出勤打卡。无论是去建立有意义的关系，还是去开发自己的创造力，抑或是更深入地探索自己一直以来感兴趣的事情，都可以，毕竟退休使我们有了行动的自由。

我们也许会觉得帮助年长的邻居修缮一下房子，或者临时照顾一下她的孙子很有意义。我们也许会在自己热爱的团体中指导一名新人或志愿者。不管做什么，找到自己的生活目标。为自己做一个计划，如第二天醒来后在新的一天要做些什么。

我们应该专心于对自己真正重要的事情，并致力于把后半生过得更精彩。在第二次患癌后，我发现将每一天当成自己生命中的最后一天来度过会让自己感到非常欣慰。有时我会想，如果我在一架即将坠毁的飞机上，在最后的时刻我最关心的是什么？然后我会照此去做想到的事情。

明确生活的意义，活出最好的自己

知道自己想从生活中得到什么会增强生活的动力。所以一旦明白了生活的意义和目的，就可能活出更好的自己。

不同年龄段的人有不同的思维模式：在 20 多岁时，我们可能想的是征服世界；到了三四十岁时，我们可能放弃征服世界；到了五六十岁之后，我们开始接受真实的自己，认清自己的目标，享受幸福、安乐和没有忧虑的美好时光。这就是为什么六七十岁的人是这个星球上最幸福的人。

我们在老年时比在其他任何年龄段更有可能对"自己是谁""打算如何度过一生""什么才是最重要的事情"等问题有深刻而坚定的认识。对许多人来说，这是一个充满着感恩、乐观和幸福感的时期。这几种情感交织在一起，提高了人们的健康和幸福水平。以下是对其具体益处的研究结果。

感恩

每个人都会感恩。当我们收到礼物或者需要帮助时，会感激惦记着我们和帮助我们的人。实际或直接的帮助会让人心存感恩，拥有温暖的家庭或一份高回报的工作也会让人心存感恩。当置身于自然美景之中时，你也可能怀有敬畏和感恩之心。或者，当我们经历九死一生终于脱离危险后，可能产生对生活更真挚的感激之情。

然而，短暂的感恩之情不足以解释更广泛的感恩概念。感恩，尤其是当它与幸福感相关时，是一种习惯性地关注和欣赏生活中积极事物的方式，也就是对生活中遇到的所有人和事心怀感激。

具有强烈感恩之心的人认为，值得感激的事情有很多。他们会因为拥有食物、衣服、住所等基本的物质条件而觉得自己十分幸运。他们意识到，虽然事情本身可能会更糟，但生命十分短暂，重要的是享受生活。

学会感恩并不意味着放弃自己的壮志和目标,而是意味着即使我们追求长期的目标,也能在当下有满足感。常常感恩的处事方式能让我们在不完美的生活中保持乐观。

感恩不仅能让人始终保持积极向上的状态,而且能疗愈精神创伤。调查发现,常怀感恩之心的人更不容易出现精神障碍。许多研究发现,常怀感恩之心的人心情更愉快,对生活更满意。感恩之心还与自我接纳、同侪压力的减少、个人成长、使命感和对环境的控制力密切相关。

一项研究发现,感恩的程度越强,睡眠质量越好。常怀感恩之心的人因为在入睡前忧虑更少,消极想法也更少,所以会睡得更好。他们在入睡前更倾向于关注积极的事情,这使得睡眠质量更有保证。

你想花更多的时间学习感恩,却不知道如何开始,对吗?可考虑以下做法:

- 准备一本感恩日志,每天写下让自己感激的事情。
- 每天早上起床前,想想生命中让自己感激的那些人。
- 给所爱的人写封信,表达你对他们的感激之情。
- 晚上入睡前,回想一下令自己感激的事情。
- 在日常生活中收到礼物后记得写感谢信。

乐观

乐观是一种充满希望或满怀自信的感觉,乐观的人往往认为事情会变得更好。这是对前景的一种积极态度,同时具有减压作用。

研究表明，乐观的人得心脏病和心肌梗死的概率更低。在一项研究中，7 000多名参与者接受指导，尝试积极思考和学习感恩。在为期5年的研究结束时，他们得心肌梗死的概率降低了25%。

参与者做了哪些积极的思考呢？每天早上醒来时或晚上睡觉前，他们都会回忆当天让他们感激的3件事情。这些事可能都微不足道，对其他人来说无关紧要，但仍然值得他们感激。这样几年下来，他们得心肌梗死的概率降低了，获得了更强烈的幸福感和正确的人生观。

幸福感

幸福感是人们享受生活并对未来充满希望时的感觉。它是快乐的、积极的、有意义的感觉。人们退休后通常比之前更快乐、更充实，一部分原因是更自信，知道什么对自己最重要，并可以采取行动。无论是去追求长期以来的梦想、外出旅行，还是与爱人共度美好时光，他们终于有时间去实现了。

研究表明，强烈的幸福感不仅能改善情绪和促进心理健康，而且可能会让人更加长寿。感到快乐的老年人（60岁及以上）比不快乐的老年人更长寿。事实上，不管出于什么原因，快乐的人死亡的可能性要低19%。

人活百岁终有一死，没有人会永远活在这个世界上。但是，如果我们过有目标、有意义的生活，满怀感恩、保持乐观和拥有更强烈的幸福感，就会获得更充实、更精彩的人生。

如何找到人生的意义

你可能不是很确定自己人生的意义，对吧？

不单单你是这样，很多老年人在步入老年生活、进入人生最后几十年时，都在努力寻找人生的意义。探索人生的意义是一件很有价值的事情，对人的幸福安乐、身心健康有很大影响。

想要弄清楚自己的人生追求和努力方向，不妨问一问自己以下几个问题，这会对你很有启发。

- 做什么事情会感到兴致勃勃和收获满满？
- 在什么情况下感觉那是最好的自己？
- 自己在哪些方面具有天赋，有哪些能力？
- 怎样做才是对他人最大的帮助？
- 最重要的 3 个 (也可以是 5 个或 7 个) 想法、行动或者事情是什么？
- 总想做哪些事？
- 每天、每周、每月最期待的事情是什么？
- 总是再三推脱，直到时间充裕才愿意去做的事情是什么？
- 哪种关系对自己来说是最重要的？
- 想投入更多时间维持和巩固的人际关系有哪些？
- 想让自己过哪种生活？每天过得究竟如何？
- 在生活中感到若有所失吗？所缺的到底是什么？
- 如果可以，还能做点儿什么？

LIVE YOUNGER LONGER

07

增强免疫力,打好基础

我们常常不重视自己的免疫系统,而它却默默地努力守护着我们的健康。这个复杂的系统是身体的主要防御体系,它不间断地监视来自身体内外的威胁。通过了解一些原理或者知识,我们就可以更清楚地知道如何改善或增强我们的免疫力。

"身体的抗感染能力受生活方式的影响,且影响程度远超人们的想象。"

2020年初,世界上大多数人习以为常的生活戛然而止。一种前所未知的病毒开始像野火一般蔓延,迫使企业、学校、商店、健身房、餐馆、电影院和其他公共场所纷纷关门停业。就个人而言,窝在家里避免与他人交往,就会最大限度地降低病毒的传播速度及减少任何可能的并发症的出现。这种病毒就是新型冠状病毒。新型冠状病毒感染(简称新冠)疫情严重影响了人们的生活,程度之深超乎想象。这次疫情也再一次给我们敲响了警钟:一个人的寿命和生活质量与其健康状况密切相关,我们应该努力采取一些能够增强免疫力和有助于健康长寿的措施。

新冠与基础疾病的冲突

尽管我们对这种病毒及其传播方式的了解每时每刻都在发生变化,但有一个事实一直没有变过:疾病确实袭击了各类人群,且绝大多数新冠重症患者先前就存在健康问题。重症风险较高的人大多比较胖,有高血压、糖尿病、心脏病等基础疾病及脑卒中或吸烟经历。

英国有约 50 万人的数据库信息,科学家们以此为基础分析了 2020 年新型冠状病毒抗体检测结果呈阳性的人群的特点。那些有两种或两种以上基础疾病的人感染新型冠状病毒的风险几乎高出 50%,有两种或两种以上心血管代谢性疾病的人则高出 75%。心血管代谢性疾病包括影响心脏、血管、代谢的长期慢性疾病,如肥胖和肾病。另外,那些服用 10 种或 10 种以上药物的人感染新型冠状病毒的风险更是高出 150%(见图 7-1)。

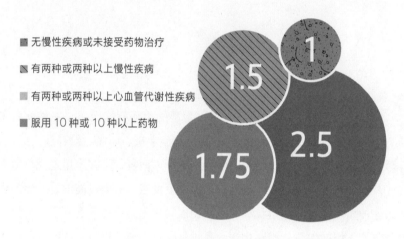

图 7-1 感染新型冠状病毒的风险

健康的人感染新型冠状病毒的风险系数是 1。如果已有两种或两种以上慢性疾病,风险会增加 50%;如果有两种或两种以上心血管代谢性疾病,风险会增加 75%;如果正在服用 10 种或 10 种以上药物,风险更是高出 150%。
资料来源:*PLoS ONE*. 2020; 15: e0238091。

如果有潜在的心血管代谢性疾病,感染新型冠状病毒的概率则更高,随后上呼吸机(插管)或死亡的概率也更高。这项研究发现,同样是感染了新型冠状病毒,那些有潜在心血管代谢性疾病的人,与只是感染了新型冠状病毒而其他方面健康的人相比，需要插管或死于新冠的可能性高出近350%。

做出改变不易

如前几章所述，稍微改变一些日常生活习惯，如少吃一口红肉或者尽可能选择走楼梯，就可以有效地预防慢性疾病的发展。上述健康生活习惯及勤洗手、在公共场合佩戴口罩等其他良好的日常生活习惯，可以保护我们的身体健康和提高免疫力，从而帮助我们预防一些突发的传染病。退一步说，即使不幸感染，症状也会较轻。

尽管人们知道做出改变对健康的好处显而易见、立竿见影，但真正要做出改变并不容易。处于健康状态可以预防感染致命病毒，但这似乎并没有促使我们让自己变得更健康。那到底哪些因素可以激励我们做出改变呢？我认为，一个人如果没有下定决心，是很难真正做出改变的，这是其中一部分原因。

作为医生，我可以从生活方式的消极影响和积极影响两个方面向我的患者和读者提供一些建议，但我不能强迫大家改变已有的习惯。只有当你自己知道为什么要改变，即找到了促使你努力改变自己健康状况的理由时，才可能主动做出改变。

一把双刃剑

在流行病暴发时，预防措施毫无疑问是一把双刃剑。控制病毒的最佳策略是延长隔离时间，但这也会让我们更容易久坐不动。许多人会被困在家里，运动减少，吃得更多。有些风险因素我们无力改变，如基因、性别、年龄或传染病全球大流行。但是，对有些风险因素，我们可以有所作为。比如，我们可以选择吃什么、运动多长时间、何时入睡。

我跟自己说："如果想拯救苍生，就去预防疾病；如果想赚钱，那就去治病。"最后，我还是选择预防疾病。预防应该是医疗系统的基础，因为只有预防到位才能做到有备无患。然而，医疗保健专家通常只在问题出现后才会见到患者。每次流行病暴发，都会提醒我们要积极主动地预防疾病。

如何提高免疫力

我们通常都不重视自己的免疫系统，但正是它在默默地努力守护着我们的健康。这个复杂的系统是身体的主要防御体系，它不间断地监视着来自身体内外的威胁。通过了解一些其发挥作用的原理或者背景知识，有利于我们更好地了解如何改善免疫系统，增强自身免疫力。

免疫系统由两部分构成。其中，与生俱来具有免疫功能的部分叫先天性免疫系统。先天性免疫系统是一个普通的防御机制，从身体接触有害细菌开始就会产生保护作用，直到免疫系统的另外一个部分，也就是适应性免疫系统开始发挥作用。

适应性免疫系统能够识别并攻击特定的入侵病菌，还能记住它们的特征，以便再次遇到时及时做出更有效的反应。当我们感染病毒生病后，就相当于启动了预防接种程序，当然我们也可以通过接种疫苗人为地进行免疫。例如，当我们接种流感疫苗时，实际上是将特定的流感病毒株注入了身体。这些病毒株的毒性很弱，不会致病，但足以让免疫系统识别并记住它们。所以，当我们随后遭遇流感病毒时，适应性免疫系统会自动识别流感病毒并予以清除。据估计，人体内可能只有几千个白细胞承担了识别入侵病菌的重任。一旦入侵者被识别出来，这些白细胞就会复制上百万个，以对抗特定的病菌。

识别潜在的入侵者只是免疫系统的第一道程序，一旦威胁解除，它还需要迅速关闭免疫反应程序。免疫反应需要消耗大量的能量，并会导致人体产生炎症，我们受伤时伤口发生的红肿或疼痛现象就是免疫系统产生作用的反映，而且这些现象通常都是有利的。我说"通常"，是因为久坐不动的生活方式、不健康的饮食结构和身体多余的脂肪会造成慢性轻度损伤，而这种损伤会激活人体免疫系统。

让我们来想象一下汽车空转的原理吧！毋庸置疑，让发动机一直开着会对汽车有害。免疫系统也是如此，如果它一直处于被激活状态，对身体并没有什么好处。那么，我们应该怎么做才能使免疫系统处于正常且强大的状态呢？研究表明，以下几个方面需要我们特别注意。

LIVE YOUNGER LONGER 为什么接种流感疫苗很有必要

流感是可以预防的，但也会引发危险的并发症，对健康有很大的威胁。预防流感的有效方法之一是接种疫苗。对那些容易得流感且容易引发并发症的慢性心脏病患者来说，接种流感疫苗十分必要。研究表明，心脏病患者接种流感疫苗可以有效预防心肌梗死、脑卒中和心血管疾病。为什么呢？接种疫苗可以避免感染流感和由此产生的身体炎症反应，从而降低上述疾病的发病率。

当某个部位发生炎症时，整个身体都会受到影响。例如，如果发生膀胱感染或者进行膀胱外科手术，心肌梗死的风险就会增大，这是因为血液中有更多白细胞（以及它们分泌的化合物）。如果心脏动脉因高血压、高胆固醇或压力等原因已经存在炎症，这些白细胞就会加重炎症，甚至造成血管内壁破裂，从而可能导致局部血凝块阻塞动脉，引起心肌梗死。

补充营养

我们摄入体内的"燃料"决定着免疫系统的工作状态，其所起的作用很关键。但是，得病后再去吃有利于健康的食物和补充维生素，并不会起到最好的作用。这好比在汽车发动机过热或抛锚后才给它添加机油，虽然这可以阻止发动机进一步损坏，但并不能修复已经造成的磨损。

关键还是在于预防。所以，我们必须确保身体拥有维持强大免疫力所需的东西，即营养。英语中的 nutrition（营养）这个词是由拉丁语单词 nutrix（营养素）派生而来的，后者也是 nurse（护士）一词的词根。仔细琢磨一下，这种构词现象挺有意思的，它有助于我们理解适当的营养对健康有利的道理。保证身体的营养，就如同护士在身边照顾我们。例如，地中海式饮食是注重水果和蔬菜的营养模式，由于富含抗氧化剂和抗炎营养素，如 β-胡萝卜素、维生素 C、维生素 E、多酚，有利于产生益于健康的免疫反应。特别是多酚，它是植物性微量营养素，决定着免疫系统的反应方式。

我们摄入的食物也有助于肠道中的有益菌与免疫系统进行互动，从而对外来入侵者（如呼吸道病毒，见图 7-2）做出更有效的反应。无论是不健康的饮食，还是抗生素等药物，如果对脆弱的菌群平衡造成破坏，就会使人更容易发生感染或者受到并发症的影响。

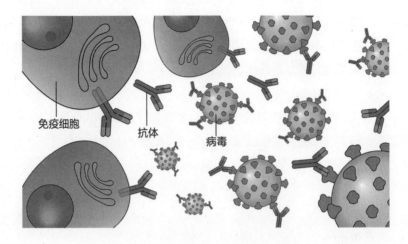

图 7-2　免疫细胞、抗体和病毒示意图

一旦接触到入侵者，如病毒（无论是自然接触还是通过接种疫苗），适应性免疫系统就会启动。在这个过程中，适应性免疫细胞会产生抗体，精确定位并消灭入侵者。如果反复接触入侵者，抗体会记住它，而且免疫系统会产生比第一次更有效的反应。

地中海式饮食被证明是最能抵抗炎症的饮食方式，或者至少是具有强大抗炎功能的饮食方式之一。过量的加工食品会引发和加重体内的慢性炎症，从而引起免疫系统的警觉。身体将不得不修复并治愈这种持续的炎症，这反过来又分散并降低了免疫系统识别和对抗侵袭性细菌感染等其他炎症的反应能力。

适当的营养对我们的免疫系统有双重好处：一方面，它使身体能更好地对抗感染；另一方面，不会引起导致免疫系统防御能力下降的炎症。

通过对其他疾病的研究，我们了解到有的患者迟迟难以康复是因为缺乏某些维生素。例如，麻疹、腹泻、疟疾、艾滋病或与艾滋病相关的疾病患者，如果缺乏维生素 A，可能导致并发症发生。研究表明，一般来说，如果没有摄入足够的维生素 A、维生素 E、维生素 B_6、维生素 B_{12}，以及锌和硒，会影响病毒感染后身体的恢复状况。缺乏维生素 C、ω-3 脂肪酸和铁，也可能对免疫反应产生负面影响。

没有确凿的证据表明补充维生素和矿物质可以抵御某种特定的病毒，但适当的营养作为整体健康饮食的一部分，有助于优化人的免疫系统，使我们的免疫系统在必要时可以做出最佳反应。

适度运动

相关研究证明，运动可以最大限度地提高身体吸收和有效利用氧气等物质的能力，从而增强免疫力。适度的运动（所谓适度，可以理解为在锻炼时可以说话但无法唱歌这样的强度）完全可以提高免疫细胞（如白细胞）的活性。

相关指南建议每天至少运动 30 分钟，每周运动 5 次。但即使每天只运动 20 分钟，也有助于消除炎症和增强免疫力。我们可以将运动化整为零，分散于零散的时间里。我们完全可以在家里运动，压腿、仰卧起坐、深蹲、爬楼梯等都是不错的选择。

缓解压力

在日常生活中，每个人都可能感到压力。我们忧虑亲人的健康、自己的工作和孩子的学业，这种额外的压力会增加体内皮质醇的分泌，而皮质醇又会对免疫系统产生抑制作用。

舒缓的活动可以最大限度地减轻压力，减少皮质醇的分泌，从而增强免疫系统的功能。还有，练习正念和远离焦虑源可以帮助我们保持平静。气功、瑜伽等具有镇静作用或冥想效果的运动也是有益的，而且在家里进行也较为便利。同时，视频通话可以帮助我们与亲人保持联系，减轻因无法团聚而造成的压力。

曾经有几个月，我和妻子没有与孩子们待在一起，但我们经常和他们通话。我的妻子很想见到他们，担心他们的身体健康，想知道他们吃得好不好，是否在坚持锻炼。考虑到几乎90%的交流都是通过非语言的方式进行的，和家人进行视频通话对每个人都有好处。通过视频看到孩子们状态不错，过得很好，对我们来说就是一种放松和疗愈。我们一家通过视频通话受益匪浅。令人惊讶的是，我感到孩子们似乎比我们获益更多，当然实际情况也可能并非如此。对他们来说，看到自己的父母身体健康，压力也会减轻许多。这种涉及他人的减压方式对各方都大有益处。

保证睡眠充足

免疫系统和睡眠相互作用。当免疫系统开始反应时，会改变人的睡眠习惯。例如，当免疫系统对病毒发起攻击时，我们可能会出现嗜睡现象。

当睡眠不足时，免疫系统会发生变化。我们发现，一个人当睡眠质量不好时，更容易生病。充足的睡眠可以使分布在体内的免疫细胞的数量增加，帮助免疫系统更好地发挥作用。

良好的睡眠会降低感染风险、减轻感染症状和提高疫苗接种应答率。接种疫苗前如果有充足的睡眠，可以使免疫应答率翻倍。动物实验表明，增加睡眠时间对减轻感染症状有积极作用。

睡眠不足似乎是轻度炎症和相关疾病的诱因。相关研究揭示了睡眠和感染之间的关系，睡眠时间变少会增大患肺炎及呼吸道感染的风险。虽然免疫系统正常运作所需的睡眠时间因人而异，但是如果因为睡眠不足而感到疲惫，那很可能我们的免疫系统也受到了同样的影响。

希望我们在有生之年不会遇到流行病大暴发。但如果不幸遇到，在下面几章中要介绍的预防措施，不仅能帮助我们面对异常严峻的疫情，而且可以用来解决可能出现的健康问题。正如我反复提及的，你不需要马上放弃已有的习惯，并立即对我的建议照单全收。事实上，如果一次性做出的改变太大，长远来看往往会导致更多的问题。我在第 4 章中已经讨论过如何改变的话题，"欲速则不达""不积跬步，无以至千里"。朝着更健康的生活方式迈出的每一小步，都能让我们活得更充实，也更长寿。

LIVE YOUNGER LONGER

第二部分

6 个步骤，让健康更长久

LIVE YOUNGER LONGER

08

第一步：把健康饮食作为习惯

不科学的饮食方式是导致人们生病和过早死亡的首要风险因素。心脏病是人类的头号杀手，而我们吃进嘴里的东西则是它背后的最大诱因。饮食对衰老也有着深远的影响，饮食不当容易引发癌症、糖尿病及其他疾病。

"努力坚持健康的饮食习惯,无论因此做出的改变有多小,开始行动得有多晚。一口一口地慢慢来,最终一定可以达成目标。"

不科学的饮食方式是导致人们生病和过早死亡的首要风险因素。心脏病是人类的头号杀手，而我们所吃的东西则是心脏病的最大诱因。饮食对衰老也影响巨大，饮食不当容易引发癌症、糖尿病及其他疾病。

2019年发表在《柳叶刀》杂志上的一项研究发现，全球每年约有1 100万人死于饮食不当。而且，与其他风险因素不同，不管我们从事什么行业，处于哪一年龄段，性别如何，饮食不当都会影响我们的身体健康。

如今，我们的食物供应比以往任何时候都要充足。然而，事实证明，也正是食物给我们带来了伤害，这源于饮食失衡。我们没有摄入足够的维持健康的食物，如水果、蔬菜、豆类、坚果、橄榄油和全谷物，反而摄入了过量肉类、糖、盐、脂肪等，这使我们处于危险境地。

吃一包薯片和喝一瓶汽水可能看起来没什么大不了的，但是如果日复一日地食用高糖、高脂肪和高蛋白的加工食品，我们最终会为此付出代价。想要降低疾病风险和延长健康寿命，首先必须改变饮食方式。

在分析了近 200 个国家的饮食模式后，发表在《柳叶刀》上的那项研究得出结论：如果对现有饮食方式进行适当调整，人类就有可能将因饮食不当而造成的死亡人数减少 20%。听起来过于夸大？也许吧，但好消息是，即使在饮食方式上做出少许改变，也会对我们的身体产生积极影响。

食物影响健康

食物和健康之间的关系极其密切。吃到肚子里的食物，既可以直接影响我们的健康，也可以通过体重间接影响我们的健康，因为超重和健康欠佳之间密切相关。在美国人的 10 大死因中，一半以上都与肥胖或不健康的饮食有关。

什么是不健康的饮食？那些缺乏关键营养或者过度加工的食物都可能"榜上有名"。例如，食用红肉或加工肉类，无论是烟熏的还是腌制的，都有可能导致结肠癌或直肠癌、2 型糖尿病及心血管疾病等慢性疾病，使总体死亡率上升。

虽然年龄和家族病史这样的患病风险因素超出了人类所能控制的范围，但是我们可能并没有意识到，对于其他患病风险因素，我们可控的范围其实更大。基因因素可能使患病风险增大 30%～40%，但生活方式因素可以使患病风险增大 300%～400%。包括健康饮食在内的健康生活方式可以显著地改善甚至消除几种主要的慢性疾病。饮食不当可能导致的疾病包括：

冠心病。富含饱和脂肪和反式脂肪的食物会增加血液中的胆固醇含量。高胆固醇会导致心脏动脉（冠状动脉）中脂肪沉积（斑块）不断增加，从而引起动脉变窄，增大心肌梗死或脑卒中的风险。

要完全解决这个问题，单靠限制摄入饱和脂肪和反式脂肪是无法实现的。如果想预防冠心病，甚至希望在某种程度上逆转病程，那么摄入更多的单不饱和脂肪很重要。橄榄油和坚果中含有丰富的单不饱和脂肪。已经有研究表明，对于那些采用富含饱和脂肪的标准美国饮食［也称为 SAD（standard american diet）饮食］的人，如果能采用地中海式饮食，摄入更多的单不饱和脂肪，就可以减轻血液和动脉中的炎症，从而降低心肌梗死和脑卒中的患病风险。

高血压。如果不进行治疗，高血压会损害人的动脉，引发脑卒中和心脏病。限制钠的摄入量有助于预防或降低高血压。

为什么对钠的摄入进行限制很重要呢？我们使用的食盐中含有钠，而钠具有吸水性。大家是否注意到，有些餐馆的盐罐里面放了一些大米，这些大米可吸收空气中的水分，防止盐因吸收周围空气中的水分而结块。我们都知道，管道（动脉）中的液体越多，压力就越高。当钠在人体血液中循环时，会从周围的组织中吸收水分，从而引起血压升高。

癌症。研究人员一直在持续评估和确定饮食及营养在癌症形成过程中的作用。证据表明，在美国每年死于癌症的人中，有大约 1/3 的人超重或拥有不健康的饮食和运动习惯。因此，如果我们能科学合理地选择"吃什么""怎么吃"，同时拒绝吸烟并定期运动，就能有效地预防癌症。

糖尿病。糖尿病同样也是由不健康的饮食和运动习惯导致的。在患有

2 型糖尿病的成年人中，90% 的人都超重并有久坐不动的习惯。一个人如果有糖尿病，那么得心血管疾病的风险会更高。研究表明，对风险人群来说，将健康饮食和科学运动结合起来进行减肥，对于糖尿病的预防效果几乎是药物的两倍。

良好的饮食模式

那么，良好的饮食模式是怎样的呢？虽然没有必要对每种疾病都采用专门的饮食去预防，但健康的饮食依然很重要。那么，健康的饮食究竟是不是与包括医生和健康专家在内的许多人的陈词滥调一样呢？

我们都知道饮食对健康有很大影响，但营养是一个复杂的话题。想要梳理某些食物与健康之间的具体关系，并不是那么容易的。例如，科学家发现，很难抛开食物去单独谈论某种营养成分的益处。

例如，维生素 E 具有抗氧化和减轻炎症的作用，常见于坚果、谷物和绿色蔬菜中。但是，当从食物中提取出维生素 E 并将其制成营养剂时，其对健康的益处似乎就大打折扣了。

同样，注重某个特定的食物组合，如富含碳水化合物或蛋白质的食物组合，对健康的益处是不确定和不可持续的。因此，可以确定的是，没有某种神奇的食物、营养剂或食物组合，可以使人轻易地从不健康变得健康。

但我们对健康饮食的把控也并非无迹可寻。研究发现，某些饮食模式会使人更健康。例如，植物性饮食[①]和优质蛋白能有效预防心脏病、癌

---

① 植物性饮食指以植物性食物如全谷类、果蔬、豆类、薯类、坚果等为主要能量来源的饮食方式。——编者注

症、老年痴呆等常见的慢性疾病，而某些特定的饮食模式似乎会降低某种疾病的发病率。

糖尿病患者可以吃水果吗

我的患者经常说他们不敢吃水果，因为水果中含有糖，会对他们的糖尿病不利。其实，没有比这更违背事实的事情了。

对于糖尿病患者来说，对病情影响最大的是饮食中碳水化合物的总量，尤其是食物的总热量。因此，平时如果想采取措施控制日常热量摄入，那么采用植物性饮食可能最有帮助。植物性饮食中水果、蔬菜和豆类的比例略高，碳水化合物的比例较低，而且含有较多的健康脂肪，如橄榄油。

但是，水果所含的膳食纤维是没有热量的。如果吃一个中等大小的水果，如一根香蕉或一个苹果，会摄入大约 60 卡路里的热量。但是如果吃分量相同的蛋白质，如鸡胸肉，就会摄入大约 120 卡路里的热量；而同样体积的脂肪的热量则为约 240 卡路里。

水果和蔬菜中的膳食纤维能使人获得较强的饱腹感，从而使我们不会摄入过多的热量，还有助于减轻体内的炎症。

坚持地中海式饮食

20 世纪 60 年代，研究人员开始注意到，地中海沿岸地区如希腊和意大利南部的居民死于心脏病的比例，比生活在美国或北欧的人低。此后经过多年的研究，研究者找到了确切的证据，证据表明传统的地中海式饮食是促进心脏健康的重要因素。

其他研究发现，采用地中海式饮食也会有效预防癌症和降低癌症的死亡率，使人们能更好地预防和应对 2 型糖尿病、老年痴呆等慢性疾病。

此外，地中海式饮食可以改善消化道（肠道微生物群）中有益菌的分布，减少体内的炎症，以及改善以下症状：

- 身体虚弱。
- 60 岁及以上人群的黄斑变性。
- 儿童哮喘。
- 男性勃起功能障碍和女性性功能障碍。
- 代谢综合征。
- 抑郁症。
- 肌纤维疼痛综合征。
- 关节疼痛。

因此，为促进身体健康和预防慢性疾病，《美国居民膳食指南》将地中海式饮食列为推荐的健康饮食方案之一。

典型的地中海式饮食虽然没有指定食物种类，但其主要摄入植物性食物，并遵循以下用餐规则：

- **每天** 食用蔬菜、水果、全麦谷类（不要与杂粮混淆）。
- **每天** 食用坚果、种子食物和特级初榨橄榄油等健康脂肪。
- **每周** 摄入鱼类等海鲜、去皮的白肉、豆类和鸡蛋。
- **限量** 食用全脂乳制品，如每天吃一勺黄油或喝一杯约 230

毫升的全脂牛奶。
- **限量** 摄入红肉，每天大约 85 克。
- **少量** 饮用红酒，男性每天约 150 毫升，女性每天约 90 毫升。

即使我们愿意，也不可能都住在地中海沿岸。但无论我们身在何处，都可以在日常生活中借鉴此地的饮食模式和生活方式，由此获得相应的健康益处。

无论是经典的墨西哥菜、中国菜、印度菜，还是日本菜、泰国菜，几乎所有类型的传统饮食，都可以采用以植物性食物为主的地中海式饮食法（见表 8-1）。

表 8-1 地中海式饮食食物选择

尽量避免或少吃	可以选择
黄油或人造黄油	特级初榨橄榄油
红肉	无肉类的食物，如以豆类蔬菜（如豌豆）或豆类为原料的食物，以蔬菜为主的食物，烤制后的鱼类或贝类
全脂乳制品	低脂或脱脂乳制品，如低脂或脱脂纯牛奶、低脂奶酪、低脂或脱脂酸奶；牛奶替代品，如杏仁露或燕麦乳
盐	首选香草和香料，使用它们可以减少盐的用量
花生	杏仁、核桃、榛子等
白面包或意大利面、精加工谷物	全麦面包、意大利面和加工谷物；替代谷物，如碎麦仁等
奶油酱	橄榄油酱、番茄酱
苏打水、果汁	水、无糖茶、碳酸或起泡矿泉水
包装食品，如糕点、饼干等	自制甜点（控糖并适量食用）

抗炎特性

地中海式饮食对健康的主要益处之一是可以抗炎，也就是说它有助于降低轻度慢性炎症出现的概率。

可溶性膳食纤维是这种饮食模式具有抗炎特性的主要因素。遵循地中海式饮食，注重对水果、蔬菜和全谷物的摄入，就会增加可溶性膳食纤维的摄入。选择健康的脂肪来源，如橄榄油，会增加同样具有抗炎特性的单不饱和脂肪的摄入。相比之下，典型的美国饮食含有更多的饱和脂肪，在促炎等级上位居前列。研究发现，膳食纤维和健康脂肪可以降低总胆固醇和低密度脂蛋白（low-density lipoprotein，LDL）胆固醇的水平。低密度脂蛋白胆固醇是血脂中的一项重要指标，是造成动脉粥样硬化的主要因素。

鱼类是地中海式饮食中的另一种主要食物。鱼类富含 ω-3 脂肪酸，这是一种多不饱和脂肪酸，被认为可以抑制体内炎症并降低甘油三酯水平和血液黏滞度，能有效预防脑卒中和心力衰竭。

通过研究地中海式饮食及其对大脑健康的影响，研究人员还发现，多吃鱼可以防止记忆力下降和思维能力受损，并且对认知能力下降（认知障碍）有减缓的作用。

地中海式饮食不仅可以降低心脏病、脑卒中和癌症患者的死亡率，还能降低患糖尿病、阿尔茨海默病、关节炎、帕金森病、黄斑变性、性功能障碍的概率。值得注意的是，地中海式饮食的以上功效与其抗炎特性直接相关。

牛奶是必不可少的选择吗

小时候，大人总是说一定要多喝牛奶，这样骨骼才会强健。但奇怪的是，人类是唯一在婴儿期断奶后仍在喝奶的物种。事实上，许多人在成年后发现，牛奶并不那么容易消化（乳糖不耐受）。

那么牛奶会带来什么问题呢？的确，牛奶富含蛋白质、钙和维生素 D，如果孩子比较挑食，牛奶可以补充这些营养。然而，深色绿叶蔬菜（如羽衣甘蓝、油菜）、三文鱼、无花果、杏仁等其他食物中也含有这些营养。此外，喝太多牛奶会导致热量过剩，而饮用调制牛奶的话，即使是低脂奶，也会增加糖的摄入量。

简而言之，少量喝一些牛奶对身体是有益的，尤其是当其所含的营养物质通过其他渠道难以获得的时候。但是，牛奶并不是饮食中必不可少的。

尝试过地中海式生活

说起地中海式生活，不仅仅指的是吃什么。一些专家提出，除了饮食，地中海地区人们的生活方式对人的健康很有益处。传统的地中海生活方式还包括：

- 为用餐及备餐创造条件。
- 与家人和朋友分享食物。
- 注重社交。
- 悠闲地享用美食。

- 节俭。
- 不过饱。
- 偏好时令、新鲜和粗加工的食物。
- 偏好本地出产的食物。
- 充分的运动。
- 充足的睡眠。

我建议,不管我们处于何种文化中,都可以采用地中海地区的以上生活方式。其中一个关键点是重视一日三餐,而不是在去看孩子足球比赛的路上顺手买一个汉堡充饥了事。只有把吃饭当成正事,我们才会放慢进食速度,更好地控制饭量。从我们的胃被填满,到大脑意识到吃饱了,通常有大约10分钟的延迟。因此,吃饭的速度越慢,越不容易吃得过饱。

采用地中海式饮食也对环境有利。更多地食用水果和蔬菜,减少肉类和乳制品的消耗,有助于减少温室气体排放,减轻土地资源缺乏、能源和水资源不足等威胁,而这些威胁是全世界的人需要共同面对的。这些结论是有数据支撑的。研究表明,选择植物性饮食模式将减少58%的农业用地、33%的水资源消耗、52%的能源消耗和72%的温室气体排放。

现有的饮食结构有什么问题

在美国,丰富的资源、先进的生产力和高效率的工作对普通人的饮食模式产生了巨大影响。虽然美国的营养专家高度重视体重和营养,但食物获取的快捷性和对糖、盐、脂肪的偏好等因素对美国的饮食模式有着根本性的影响。

许多人是按照"食物金字塔"的营养模式选择食物的。该模式将蔬菜、水果、谷物、蛋白质、乳制品等食物进行分类，按照人们每天的推荐摄入量自下而上排列，呈现出一个等腰三角形。其实这种模式多少是有点儿问题的，因为人们会很自然地认为列在金字塔顶端的食物才是最重要的。

事实上情况正好相反。"食物金字塔"想要表明的观点是，位于顶端的食物占据了非常小的空间，是我们应该少吃的食物，而位于底部的食物才是我们应该多吃的。然而，大多数人最想吃和正在吃的，正是那些位于金字塔顶端的食物。

如今，我们所摄入热量的一半来自糖、肉类和食用油。从美国1961年以来的饮食趋势来看，人们每天从糖、肉类和食用油中摄入的热量的比例分别增加了17%、27%和150%。毋庸置疑，超加工食品是造成这一增长的最大因素。

要便捷还是要健康

如今我们吃的大多数食物都经过了某种程度的加工，当然这也不乏好处，但需要加以区分。固然，部分加工是使食物方便食用的必要程序，但是其他大量的加工可能是有害的。

根据医学和营养学领域的NOVA食品分类系统，食品通常可以归入以下4类。

第一类：未加工（天然）和轻度加工食品。 未加工食品包括植物和动物的可食用部分，如种子、果实、叶、茎、根、肉、蛋、奶等，可食用蘑菇、海鲜、饮用水等也属于未加工食品。

轻度加工食品是指那些经过烹饪或以某种方式稍微加工的食品。根据美国农业部的标准，如果蔬菜和水果被加热、冷冻、去皮或切丁，那就算轻度加工。轻度加工食品还包括无盐的烤坚果、米饭、罐装或脱水的水果和蔬菜等。这些食品中没有添加盐、糖、食用油等。

这类食品还包括由以上两种食品制成的食品，如混合水果干，不添加糖、蜂蜜或食用油的格兰诺拉麦片①，以及添加维生素和微量元素、对加工过程中损失的营养进行补充的食品。吃这些食品都是没问题的。

以下这些都属于未加工或轻度加工食品：

- 水果和绿叶蔬菜（新鲜、冷冻或脱水）。
- 谷物。
- 豆类。
- 根茎类蔬菜（土豆、山药），新鲜蘑菇和干蘑菇，肉类和海鲜（新鲜或冷冻）。
- 鸡蛋、牛奶（巴氏杀菌鲜奶或奶粉）。
- 未添加糖、甜味剂或香料的水果汁或蔬菜汁。
- 意大利面、粗麦粉、玉米糁子。
- 粗磨玉米粉、面粉或燕麦。
- 坚果类。
- 香草。
- 不含添加剂的纯酸奶。
- 茶、咖啡、饮用水。

第二类：烹饪配料。这类食品是从自然界中获取的，通常用作调味

---

① 由麦片、坚果等配制成的早餐食品。——译者注

品,如海盐、糖浆、蜂蜜、枫糖、黄油、玉米淀粉,还有由橄榄、葵花子或其他种子压榨的食用油。

其中有些配料是由几种食品混合制成的,如咸黄油;有些配料添加了维生素或微量元素,如加碘盐;还有些配料添加了防腐剂,如添加了抗氧化剂的植物油、添加了防潮剂的盐、添加了微生物抑制剂的醋等。

第三类:加工食品。这类食品是通过将糖、食用油、盐或其他的第二类食品添加到第一类食品中制作而成的,加工程序相对简单,主要是为了增加第一类食品的稳定性,或是改变、提升其品质。大多数第三类食品都是由两三种食物搭配组成的。做饭就是在加工食品。

加工食品还包括通过各种手段保存的食品,如罐装食品。面包和奶酪则是经过发酵的加工食品。由第一类食品发酵产生的酒精饮料,如啤酒、苹果酒、红酒,也可以归入第三类食品。

以下这些都属于加工食品:

- 罐装的蔬菜、水果、豆类和豆类制品。
- 腌制或加糖的坚果和种子类食物。
- 腌制或熏制的肉类。
- 鱼罐头。
- 奶酪。
- 免包装的面包。
- 啤酒。
- 苹果酒。
- 红酒。

第四类：超加工食品。 为提高食用方便程度和增加味道，这类食品经过了更多程序的加工，至少添加了糖、食用油、盐和防腐剂等成分，且添加量通常较高。超加工食品几乎不包括天然的未加工食品。

超加工食品可能包括乳糖、乳清、面筋等直接从食品中提取的物质，以及一些从进一步加工食品成分的过程中提取的物质，如氢化油脂、麦芽糊精和高果糖玉米糖浆。此外，这类食品的添加剂中还包括着色剂、香料、甜味剂和各种食品加工助剂。

生产超加工食品需要用到一些特殊工艺，这些工艺在家庭烹饪中是没有的，如挤压和成型，以及油炸前的预加工。

超加工食品随时可以食用，对人的味蕾极具吸引力。这类食品包装华丽，十分诱人，高度市场化，利润很高。像饮料、冷冻比萨、炸鸡块、速溶汤、薯片、奶酪泡芙、即食麦片等都属于此类食品。事实上，美国人日常摄入总热量的58%来源于超加工食品。

一般来说，超加工食品极易引发炎症。摄入超加工食品会对身体造成一定的损害，这就像将柴油加入汽油车中可能造成发动机损坏一样。研究表明，人们应该尽量避免食用这些食物，建议每周食用不超过3次。

以下这些都属于超加工食品：

- 冷冻比萨。
- 软饮料。
- 热狗。
- 包装的饼干和薯片。
- 方便面。
- 冷切肉。
- 人造黄油。
- 微波黄油爆米花。

- 冰激凌。
- 制作蛋糕等烘焙食品所用的半成品原料。
- 炸薯条。
- 水果干。
- 糖果。

更好的选择

未加工或轻度加工的植物性食物种类繁多,是营养、美味、健康和抗炎饮食的基础。在调味和烹饪过程中使用少量的油、盐等烹饪配料,少喝果汁,少吃奶酪和面包等加工食品都是更好的选择。

一般来说,应避免食用超加工食品。包装零食、软饮料和方便面等食物方便快捷,但它们的生产、销售和消费对我们的身体和地球都没有好处。

多选择未加工或轻度加工食品,如新鲜的蔬菜,还有水和水果。拒绝软饮料、乳制品饮料、饼干或薯条。应尽量优先考虑自制菜肴,尽量避免食用包装食品和快餐,经常自己制作甜点而不是选择商店售卖的甜点。

最后,尽量减少菜籽油、玉米油等食用油的摄入。这些油经过了超加工,几乎没有初榨橄榄油的抗炎特性。

无处不在的"致胖因子"

很多我们平时吃的食物都属于最后一类:超加工食品。当我们吃了很多这类食品时,健康食品所占的比例就所剩无几了。

美国人吃的食物大约有 80% 是在美国本土生产的，并且美国市场上的玉米、大豆、小麦、大米、高粱、乳制品、肉类这 7 类商品是有政府补贴的。调查发现，美国人饮食中 56% 的热量来自这些补贴商品。这些商品中有一部分是美味健康的食物。然而，很多被做成了超加工食品。此外，有证据表明，在美国那些经常吃补贴食品的人与只吃少量补贴食品的人相比，前者肥胖的发生率是后者的 4 倍，腹部肥胖的发生率是后者的 5 倍，高胆固醇的可能性是后者的 2 倍，高血糖的可能性是后者的 3 倍。

此外，现在美国人均每天摄入的热量比 1970 年增加了 460 卡路里，增加的部分主要来自面粉类食物、奶酪和脂肪。最后，正如图 8-1 所示，超加工食品会导致体重在短短 14 天内迅速增加。

人们正在研究超加工食品对体重和新陈代谢的影响，其中一个方向是化学物质如何扰乱我们身体的自然代谢过程，这包括存在于超加工食品中的一些化学物质。干扰人体激素分泌的化学物质被称为内分泌干扰物。在动物研究和一些人类研究中，内分泌干扰物中的一个子集被称为致胖因子，与肥胖、代谢综合征等紧密相关。

致胖因子等内分泌干扰物存在于塑料、杀虫剂、清洁产品、个人护理产品、家具和建筑材料使用的阻燃剂中，在甜味剂、植物雌激素、防腐剂和添加糖（如高果糖玉米糖浆）中也有发现。一些快餐食品的外包装中也发现含有此类致胖因子。有些国家，如欧洲国家的法律对这些产品有明确的限制，但美国并未效仿。

致胖因子使人增重的方式可能有：改变脂肪细胞的复制方式，增加脂肪组织中储存的能量，扰乱身体对饥饿感或饱腹感的调节，降低身体消耗热量的速度等。这些致胖因子可能使我们摄入更多的热量，同时降低消耗热量的速度。

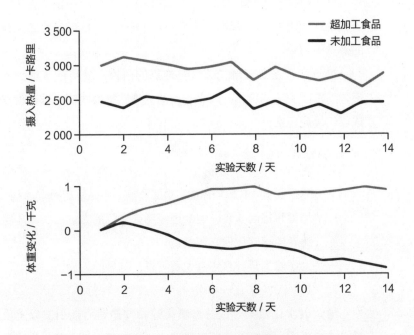

图 8-1 超加工食品与体重的关系

在以上研究中，20 名参与者每人按随机顺序在 14 天里摄入了超加工食品和未加工食品。这两种食品提供的热量、糖、脂肪、钠、膳食纤维和其他营养基本一致。参与者可以想吃多少就吃多少。参与者在吃超加工食品时，往往吃得更多，因此体重也增加得更多。为什么会这样呢？原因有很多，但其中之一是超加工食品中含有大量被称为致胖因子的化学物质。这些化学物质可能干扰人体的新陈代谢和对食物的反应，导致体重增加。

资料来源：*Cell Metabolism*. 2019; 30: 67。

超加工食品为什么容易令人上瘾

如果你有过强忍食欲只吃一两片饼干或者只吃一块比萨的经历，就肯定知道有时想管住自己的嘴是很难的。你可能一边告诫自己："太让人上瘾了，不能再吃了！"一边又忍不住继续吃。我记得小时候有一则非常受欢迎的某种加工食品的电视广告，广告里说："我敢打赌，只吃一个你绝对打不住。"他们是对的，我的确做不到只吃一个。

有研究者正在开展关于食物成瘾的研究，我目前了解到的是，渴求吃到某些食物的感受与药物成瘾的感受大同小异。食物成瘾的反应包括：

- 吃东西时无法控制。
- 尽管饮食模式已经造成了负面影响，但仍置若罔闻。
- 尽管想控制饮食，但缺乏控制饮食的能力。
- 瞒着自己的配偶吃东西。
- 为了吃到某种食物会大费周章，刻意而为。

精制碳水化合物等成分含量高的食物最有可能引发以上反应。实验表明，断断续续给老鼠喂糖，会使其对糖上瘾，表现为暴饮暴食、食量增加。当不再喂糖时，老鼠会出现焦虑、牙齿打战、富有攻击性等戒断症状。

研究发现，人类对高糖和高脂的食物最容易上瘾。大脑成像研究表明，这类食物会刺激大脑中与奖励相关的区域，效果类似于毒品。

天然食物似乎很少会产生这种效果。人们一般不会沉溺于吃葡萄、胡萝卜或烤土豆。但是吃油炸、含盐的薯条呢？事实证明，这是不可抗拒的。一般来说，加工程度越高的食品，让人上瘾的可能性越大。超加工食品简直就是罪魁祸首。

超加工食品人为地增加了精制碳水化合物（糖、精制面粉）和脂肪。这可能引发类似上瘾的反应，因为它们会让大脑产生获得超出正常水平的奖励的感觉，还会增加食物成分进入血液的速度，引起血糖骤升。研究表明，血糖水平与大脑中成瘾区域的激活有关。

食物对血糖的影响程度叫作血糖负荷。血糖负荷低的食物，如花椰菜或燕麦片，会被缓慢吸收。血糖负荷高的食物，如蛋糕和冰激凌，则会被迅速吸收，进入血液。超加工食品具有高血糖负荷，因为它们含有大量的精制碳水化合物和脂肪，几乎不含膳食纤维、蛋白质或水，这会增大碳水化合物的吸收率。

如果我们喜欢吃比萨或薯条，就一定是上瘾了吗？如果只是发现自己很想吃这些食物，甚至有些不能控制自己，可能并不意味着已经上瘾。耶鲁食物成瘾量表是一种评估成瘾样饮食行为的依据。通过该量表发现，食物成瘾通常与其他问题相关，如抑郁、焦虑、创伤后应激障碍、注意缺陷多动障碍。

2015 年发表在美国《公共科学图书馆》（*PLoS One*）杂志上的一项研究按致瘾程度对食物进行了排名，1 分为不会让人上瘾，7 分为最容易让人上瘾。毫无意外的是，超加工食品得分很高。如此说来，致瘾食物在美国大行其道就不奇怪了吧？

研究列出的最不容易让人上瘾的食物包括：

- 黄瓜。
- 豆类。
- 糙米。
- 香蕉。
- 胡萝卜。
- 苹果。
- 西蓝花。
- 三文鱼。

研究列出的最容易让人上瘾的食物包括：

- 比萨。
- 薯片。
- 冰激凌。
- 芝士汉堡。
- 蛋糕。
- 巧克力。
- 饼干。
- 炸薯条。
- 汽水。
- 奶酪。

向祖先学习，摄入膳食纤维

前文提及的2019年发表在《柳叶刀》上的那项研究发现，超过一半的与饮食相关的死亡和残疾病例，与其之前的高钠饮食，以及水果和全谷物的低摄入量有关。所以，给我们身体带来损伤的不仅仅是我们吃了什么，还有我们没有吃什么。

以膳食纤维为例。数十万年前，我们祖先的膳食纤维摄入量非常高。尽管目前的饮食指南建议每天摄入1 000卡路里热量的同时应摄入14克膳食纤维，或者女性每天摄入约25克、男性每天约38克膳食纤维，但现在美国人均摄入的膳食纤维量仅为每天17克。这会带来问题，也意味着我们并没有充分利用膳食纤维。膳食纤维可以降低血压、血糖和胆固醇水平，能让我们在获得饱腹感的同时摄入更少的热量。

当摄入达到推荐量时，膳食纤维可以预防癌症、心脏疾病、2型糖尿病和克罗恩病。膳食纤维能减少体内炎症的发生，丰富肠道微生物群（所有生活在消化道中的益生菌）的多样性，帮助身体有效利用食物的热量和营养，增强免疫力。膳食纤维摄入不足已被证明是引起死亡的主要原因之一。

我经常问我的学生、社区居民和研究人员一个问题：肉类中有多少膳食纤维？正确答案恐怕会令许多人感到惊讶，那就是肉类中根本不含任何膳食纤维，只有土地里长出来的食物才有膳食纤维。另一个焦点问题是：植物性食物中含有多少胆固醇？答案同样可能会让许多人感到惊讶，土地里长出来的食物都不含胆固醇。

减少在外用餐的次数

我们还应该考虑我们是在哪里吃的饭，这很重要。在美国，人们经常在外面吃饭，并可能对此已经习以为常、见怪不怪了。无论是到餐馆里坐下来吃，还是在快餐连锁店里点一份快餐带走，我们每天1/3的热量摄入来自外面餐馆准备的食物。现在，它们占到美国人食物预算的50%以上，这在以前是从来没有过的。

当然，总是在家做饭并不现实，偶尔出去吃顿大餐或庆贺一下也未尝不可。但动不动就出去吃的话会给自己带来麻烦。我们在吃餐馆准备的食物时，究竟吃了些什么呢？美国塔夫茨大学最近的一项研究结果显示，我们在外吃的很可能是对健康不利的食物。在美国高级餐厅所提供的食物中，约有50%的食物营养较差。在快餐店，这个比例则会更高，高达70%！在外面用餐，无论是在快餐店，还是在高级餐厅，根据美国农业部的标准，会有多少食物被视为健康的呢？答案是1/2 000——可以理解为每吃2 000顿饭，只有一顿饭是相对健康的！

在家里自己做着吃才是最理想的。坐下来和家人一起吃饭，这是地中海式饮食所提倡的，不仅让人感觉良好，而且对健康也大有裨益，对年轻人来说尤其如此。研究表明，每周至少进行3次家庭聚餐可以降低超重概率，有效增加儿童吃健康食物的机会。那些每周与家人一起吃5次或更多次饭的人，得进食障碍的概率往往会更低。

我们如何改变饮食方式

有没有可能把建立在习惯和便捷性基础上的饮食方式转变为更符合健康目标的饮食方式呢？有这个可能，但是改变可没那么容易。

实现健康饮食所面临的困难和障碍有时似乎是不可逾越的。研究表明，我们早在母亲的肚子里通过羊水与母体分享营养的时候，就已经形成了自己的口味偏好。饮食习惯在生命早期就形成了，所以美国人在童年时期通常离不开快餐和糖果。

我们在商店购买食物，总是优先考虑方便程度。过道两旁摆满了简装即食食品，这些食品对我们来说省时省力，但对健康是好是坏就不好说了。餐馆提供美味可口的菜肴，我们不需要费什么力气，轻而易举地就可以吃到，但代价通常是无法拥有健康的心脏和畅通的血管。

有时，医学专家也不清楚该给我们提供一些什么样的建议。在美国2017 年参与调查的 600 多名执业心脏病专家中，90% 的人表示在培训期间几乎没有参加过营养方面的课程。普通医生一生花费在培训上的时间是40 000 小时，但只有极少的时间用在学习饮食模式这个导致早逝和疾病的头号风险因素上。此外，美国的医疗保健资金也几乎没有用在促进健康行为等方面。

尽管存在这些障碍，我们仍然可以控制自己的饮食。重要的是要记住：朝健康饮食努力，无论改变多小、开始多晚，都是成功的。一口一口地慢慢来，你一定能够做到。

从早餐加几颗蓝莓开始

人们通常会抵制日常生活中巨大的、翻天覆地的变化。就以早餐为例，每天的早餐可能非常相似，也许就是一碗即食麦片，这又快又简单，不需要费什么心思。

有一天你痛下决心，想从今以后每天都吃更健康的早餐。所以第二天早上你煮了燕麦片，把草莓切成片，榨了一些新鲜的橙汁。味道很棒，你感觉很好，但是也的确费了不少劲！现在你上班要迟到啦。第三天早上，你可能决定还是重新拿起即食麦片，因为这要快得多，也容易得多。同时你也会暗暗发誓，改日一定会做一顿更好的早餐，而这一天却一直遥遥无期。

改变需要循序渐进，这样我们才能克服困难并坚持下去。难度还不能太大，不至于让我们筋疲力尽。竭尽全力地做早餐听起来可能是个好主意，但天天如此的话可就不现实了。

早餐其实只要稍微做出一些改变就能满足健康的需要。你可以泡一碗无糖麦片，并在其中加入一把蓝莓。这不需要费多少力气，几秒钟就完事了。一旦发现在早餐中加入水果毫不费力，你很可能就顿顿都离不开水果了！

假设你想改善自己的心脏状况，你的配偶建议把周一作为"无肉日"，但是对无肉不欢的你来说，周一的进餐简直如同嚼蜡。一点儿肉都不吃可能是行不通的，那么，如何才能轻轻松松地少吃肉呢？答案是试着在每次用餐时少吃一口肉。一个月内，刻意每天少吃一口牛排、猪肉或其他肉类，直到你习惯了为止。然后也许在下个月，你就可以在吃第一口肉和第二口肉之间加入蔬菜。这样的话，你会更容易做到和接受这种变化，而且更有可能坚持下去。

在第 4 章我们详细阐述了如何在生活中日拱一卒，坚持不懈，最终做到习惯成自然，完全改变自己的习惯。这对追求健康生活很有指导意义。

以家庭为单位改变

美国当前的饮食方式对儿童的影响很大。研究表明，学龄前儿童摄入热量的 40% 以上来自加工食品或超加工食品，而在 7～8 岁的儿童中，这一比例达到近 50%。他们消费了大量的饼干、炸薯条、糖果、冰激凌、含糖即食麦片和甜果汁。

这对他们的健康有什么影响呢？3～4 岁的儿童从超加工食品中摄入的热量每增加 1%，到 7～8 岁时其血液中总胆固醇和低密度脂蛋白胆固醇含量就会增加近 0.5 毫克/分升。例如，经常食用超加工食品的孩子，3～4 岁时血液中的总胆固醇含量为 128 毫克/分升，到 7～8 岁时，他们的总胆固醇含量可能上升到 163 毫克/分升，接近了正常值的上限（170 毫克/分升），这种情况已经十分严峻。

在美国，超重和肥胖的孩子比比皆是，数量超出以往任何时代。众所周知，超重会带来一系列问题，即便对孩子来说也一样。早期超重通常会让孩子在以后出现健康问题，如糖尿病、高血压、高胆固醇、睡眠问题、肝脏疾病、骨骼和关节问题等。而人们一度误以为这些仅仅是成年人的问题。

每个家庭都可以选择健康的生活方式，使自己和孩子养成更健康的习惯。以下是一些关于家庭健康饮食的指导和建议：

选择健康饮食。 别忘了，给家里买什么菜毕竟是我们自己说了算。虽然在家里完全杜绝垃圾食品不太可能，但可以在日常饮食中增加水果、蔬菜、鱼类等富含营养的食物，并探索更接近地中海式饮食的方法。

琳达和我在孩子们小的时候找到了他们喜爱的食物，我们在家时一直在尽量多吃这些食物。我们的一个女儿喜欢吃茄子，另一个女儿喜欢吃甘蓝却不喜欢茄子。而我们的儿子呢，他喜欢吃西蓝花。不可思议的是，长大后，他们依然偏爱小时候喜欢吃的食物。

定期家庭聚餐。 只要有可能，一家人尽量坐在一起吃饭。家庭聚餐时，孩子们可以从父母那里学到该选择哪些食物和吃多少是合适的量，耳濡目染，他们就能学会健康饮食。聚在一起还可以让大家交流各自的情况和看法，一起乐和乐和，度过愉快而充实的一天。注意，聚餐时不要看电视和打电话，以免影响相互之间的交流。

讲究气定神闲。 吃饭时要悠然自得，细嚼慢咽，享受食物的色、香、味带来的愉悦感。但别忘了，大脑要比胃晚几分钟收到吃饱的信号。因此，吃得太快会导致摄入过多的热量。

留出选择余地。 坚持健康饮食的同时，每个家庭成员都应该拥有选择的权利。这样孩子们不仅能享受用餐时间，决策能力还能得到有效培养。

吃多吃少自便。 不一定要把所有食物都吃完。要慢慢吃，注意胃的感觉，帮助孩子通过有关迹象来辨别和感知自己的饥饿感和饱腹感。

尽量灵活随意。 在饮食上保持灵活意味着没有任何一种食物一定是"坏的"或者不能碰的。恰恰相反，重点是适量和多样化饮食，这强调的是健康的、以植物性食物为主的日常饮食，但同时并不完全排斥糖果和其他零食，偶尔吃一点儿是没有问题的。

一定要以身作则。孩子在行为方式方面会跟着父母有样学样，包括对待食物的态度。如果我们喜欢吃健康的食物，孩子很可能也会如此。如果你说，"哇，这些草莓太甜了！"或者"我太喜欢这些胡萝卜条了，咬起来咯嘣脆！"，你的孩子可能也会爱上草莓和胡萝卜。

烹饪时，可以在不够健康的食物里添加一点儿健康的成分，如在奶酪意大利面中添加一些蔬菜。当我们通过明智的选择、积极的对话和勤于锻炼的意愿来保持身体健康和塑造自我形象时，孩子们也会这样要求自己。

永不言迟，不可偏废

如果认为自己年岁已高，无法改变饮食方式，那只是在寻找借口，自欺欺人罢了。晚年选择健康饮食不仅会改善身体整体健康状况，而且能够延缓衰老。

西班牙的一项研究详细调查了2 000多名60岁及以上的老年人在2008—2015年的饮食和健康状况。该项研究的饮食科学标准是根据地中海式饮食或一般意义上的健康饮食来制定的。健康指数则关注的是衰老迹象，如日常生活能力下降（功能性衰退）、有慢性疾病、自评健康状况恶化和心理健康状况下降等。

研究发现，只要改善饮食习惯，如少吃红肉或加工肉类、少喝含糖饮料、多吃鱼肉，就会减少这些衰老迹象，尤其是减缓功能性衰退。说到饮食方式，不仅仅指吃什么或吃多少。正如我们已经讨论过的，它还关乎如何吃、和谁一起吃、什么时候吃、如何做饭、吃饭速度快慢、在哪儿吃、吃饭的同时做什么、吃饭时对食物的关注程度等一系列因素。

什么时候改变饮食习惯都不迟。即使只做一点儿简单的改变，如多吃一口黑豆、少吃一口红肉，都会有利于健康。

LIVE YOUNGER LONGER

09

第二步：坚持运动，锻炼体能

根据身体本来的运作特点，我们需要不同类型的体育运动来保持和改善自己的健康状况。假设你能做到每 30～60 分钟活动一次，每次持续 2～3 分钟，就不属于久坐不动人群。增强体能需要通过系统、长期的锻炼，这能帮助我们增强耐力、力量、灵活性和柔韧性。

" 想要身体健康,就必须坚持运动,增强体能。 "

在妙佑医疗国际时，我经常问患者这样一个问题："你平常做哪些运动？"通常我得到的回答是："我一直很忙，总是忙这忙那，不太运动。"我会告诉他们，多运动运动，这不是一件坏事。

然而，美国人常常习惯久坐。工作时也好，休闲时也罢，美国的成年人约一半的非睡眠时间，或者说每天将近 8 小时要么是坐着的，要么是斜倚着或躺着的。欧洲人也好不到哪里去，平均而言，他们大约 40% 的闲暇时间，也就是每天将近 3 小时都花在看电视上。

研究结果表明，一定不能久坐不动。我们需要两种类型的运动来保持和改善自己的健康状况。第一种是间歇式运动，如果你能做到每 30 ～ 60 分钟活动一次，每次持续 2 ～ 3 分钟，对身体便是有益的。但是，如果心率没有加快，也能让我们保持健康并预防疾病吗？答案是否定的。这就要谈到第二种有益于健康的活动，即剧烈运动。这种运动能让我们心率加快，气喘吁吁或大汗淋漓，这时的排汗不同于因为天气热而出现的自然流汗。

剧烈运动有助于身体健康。锻炼体能不同于一般意义上的运动，它需要通过系统、长期的锻炼，来增强我们的耐力、力量、灵活性和柔韧性。

然而，单靠锻炼本身可能仍旧不够。如果你早上 5 点起床，去健身房锻炼 1 小时，然后整天坐在办公桌前，那这种情况仍然属于久坐不动。一坐就是大半天，会对人的新陈代谢、血管功能和其他健康指标产生负面影响，而这种影响不会因为你在健身房锻炼了很久而抵消。定期锻炼固然重要，但似乎无法抵消久坐对健康造成的长期影响。

事实上，人们需要这两种类型的运动。想要尽可能地提高健康水平以及延长寿命，必须在坚持运动的同时锻炼体能。二者相辅相成，缺一不可。

为什么要坚持运动并锻炼体能

当我们四处走动时，肌肉会产生挤压或收缩，帮助我们完成行走、奔跑、跳跃、频繁摆动手臂等动作。肌肉收缩会刺激免疫系统启动抗炎反应。正如本书第 2 章中说到的人体内可能存在的轻微慢性炎症会导致心脏病、肺部疾病、糖尿病、老年痴呆等许多不同类型的慢性疾病。

有规律的运动有助于抑制身体的炎症。锻炼会有效阻止白细胞介素、细胞因子等促炎物质在血液中的循环、流通。这些促炎物质会破坏动脉内膜（内皮），导致斑块形成、血管壁硬化和血压升高。

有规律的运动还能让身体有效调节与血糖有关的激素的分泌，如胰岛素的分泌。我们当然希望自己的身体对胰岛素敏感，这样血液中的胰岛素就可以保持在低水平状态。要知道，胰岛素水平升高会导致炎症和动脉内膜损伤。

此外，身体多余的脂肪与全身性的炎症密切相关，而有规律的运动有助于防止脂肪堆积。过多的身体脂肪不断积累，最终会堆积在肝脏等处。过多的脂肪不仅仅是赘肉那么简单，还会对人体造成严重的破坏，对身体细胞产生毒性作用，增大炎症发生的概率，干扰胰岛素作用效率及其他生理过程，最终可能导致细胞死亡。运动既有即时的好处，也有长期的好处。例如，仅仅快走20分钟，我们就能体验到即时的好处，如血压降低、警觉性提高、胰岛素敏感性增强、焦虑减轻和夜间睡眠质量更好。经过数月的规律锻炼之后，你的心肺功能会更加强大。心肺适应能力增强，肌肉也会变得更强壮，情绪将得到持续改善，抑郁和焦虑情绪会减少，血压可能会持续下降到健康水平。此外，免疫系统对抗感染和预防肿瘤的能力也会增强。

那么，我们该从何做起呢？

如何才能避免久坐不动

与20世纪初的人相比，如今人们的运动量少了很多。许多人工作时在办公桌前一坐就是几小时，平均每天燃烧的热量比过去少130卡路里，在其他条件相同的情况下，每个月几乎少燃烧约500克脂肪的热量。人们在家里也不太活动，因为晚上坐在电视机前的感觉实在是太诱人了。越来越多的人在家办公。网上购物、网上银行和在线社交等带来了便利，我们几乎不需要离开舒适的椅子。

所有这些因素累积在一起，使我们的运动量变得很少。

工作期间多活动

我们无须为了多活动而彻底改变工作日的模式，只需要更加积极主动一些就可以了。如果坐得久是工作性质使然，那就从小处着手改变。比如在坐下之前，花几分钟时间来回走几步，给自己倒杯水，或者伸个懒腰也好。

我的工作很好，只是需要整天坐着。我工作的大楼有几层楼梯。我尽量每天都爬几次楼梯，这样就能把自己从椅子上拽起来。如果爬楼梯的速度够快，对改善心血管健康也有好处。我喜欢走楼梯去不同楼层的卫生间，或者走几步去向同事请教，而不是通过发送电子邮件或短信。有些人会设置定时提醒让自己起来活动，如每小时花 2 分钟时间走几步。

你还可以通过改变办公室的设施来增加运动量。如果把椅子换成健身球，我们就可以通过球的轻轻弹跳激活身体的核心肌群，消耗更多的热量。如果你可以使用跑步机办公桌（支持边跑边办公）或者跑步机房，一定要每天匀出一些时间锻炼。

这种看似微不足道的运动真的有用吗？答案是肯定的。研究表明，每半小时站起来走动 2 分钟，会降低甘油三酯水平，并显著降低血糖水平，使身体对胰岛素更加敏感。

在家也要多活动

一整天的忙碌过后，我们都期望休闲放松一下，可以看看电视，上上网，打打游戏。这未尝不可，但关键要适度。

例如，你可以到楼下散散步，或者花 15 分钟清理车库一角，或者在打扫房间时先清理两个房间。在房间或车库里做家务时，可以播放喜欢的音乐，给自己的行动增添一点儿额外的动力。

享受休闲时光的同时，你可以做一些运动。刷视频或看电视时拉伸一下身体，在跑步机上走一走或骑一骑健身自行车，这样可以边看边运动。或者在广告时间起来活动活动。图 9-1 所示为美国人如何度过他们每天的空闲时间。

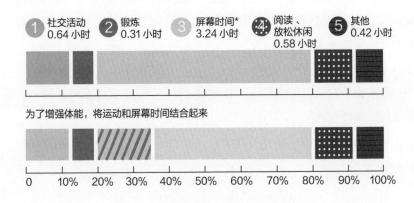

图 9-1　美国人如何度过每天的空闲时间

* 屏幕时间包括看电视和玩电脑的时间。
资料来源：美国劳工统计局。

如何将运动融入日常

那么，增加活动量和体育锻炼之间有什么联系呢？对大多数健康的成年人来说，每周至少需要 150 分钟的中度有氧运动或者 75 分钟的高强度有氧运动，也可以中度和高强度有氧运动相结合。我们可以在一周内平摊这个运动量，也就是说，一周中有 5 天需要每天运动大约 30 分钟。

做一些力量训练也很重要。建议每周至少做两次主要肌肉群的力量训练。像瑜伽和太极这种能提高灵活性和平衡力的运动十分有用，尤其是在我们逐渐变老的过程中。

运动对大多数人来说可能并不新鲜，几乎每个人都知道自己应该运动。大多数美国人每隔一两天就会想到这个问题，并就是否运动做出决定，这个决定通常是，"今天算了吧，明天一定运动"。关键是需要真正有时间、精力和意愿来进行运动。我经常思索的问题是：怎样才能最有效、最可靠、最方便地将运动融入日常生活，而且无须额外耗费大把的时间？如何才能坚持下去？

我的患者对此也很感兴趣，经常问我哪些运动方式才是最好的。以下是我的个人体会。

快餐式运动

显然，最好的运动方式一定是我们愿意做的，这也意味着是我们最喜欢、最擅长或有时间去做的。所以，如果你喜欢在跑步机上慢跑或者在椭圆机上锻炼，抑或喜欢游泳、打网球，那就去做吧。有一句通常被认为是出自爱因斯坦的名言，"如果以爬树的能力高低为标准来衡量一条鱼的好坏，它会一辈子都认为自己很愚钝"。换句话说，如果你命中注定只能游泳，就不要再试图爬树了。在运动方式方面，做自己擅长的、喜欢做的、有时间做的，这就是最好的。

只有合理地安排运动，才可能长期坚持下去。正如我之前提到的，为避免久坐，我喜欢尽可能地选择爬办公楼的楼梯。我还知道，如果爬楼梯时以较快的速度行进，甚至一口气跑上大约5段楼梯，坚持下去就可以使心血管保持良好的状态。所以在过去的几年里，我养成了每天慢跑着爬四五次楼梯的习惯。下楼梯时跑步没有太大帮助，还可能伤及膝盖，所以我只是在上楼梯的时候选择慢跑。

几年来，我一直坚持这样做。就在最近，我发现即使每天爬一小段楼梯也会对健康有益。加拿大麦克马斯特大学的马丁·吉巴拉（Martin Gibala）率先研究了究竟多长的运动间隔对健康最有好处。他主持的一项研究表明，即使只爬一小会儿楼梯也对健康很有帮助。

吉巴拉的研究发现，连续6周坚持每周3天、每天3次快速爬3段楼梯（3段楼梯共60步），对心血管健康有明显的积极作用。

为了测量被试在实验前后的健康状况，研究人员使用了一种叫作耗氧量压力测试的方法。在妙佑医疗国际时，我们为评估人们的健康状况和得心脏病的风险，也会经常用这个方法。简单来说，这个方法测试的是人们通过肺部给血液加氧、心脏把富氧血液泵出并输送到全身、身体的各个组织吸收氧气并将其转换为能量的能力。这个测试发现，人的耐力有很大的提升潜力。

实验结束时，与不爬楼梯的参与者相比，爬楼梯的参与者的摄氧峰值得到了提高。换句话说，每隔一天快速爬几层楼梯，看起来运动量似乎并不大，但事实证明这种运动强度的爬楼梯能够改善人的健康状况。

该研究还表明，更快速地爬楼梯（每次3段楼梯）和每次爬楼梯之间用更少的恢复时间，如 1 小时而不是 2 小时，会带来更好的健身效果。

这项研究把这种爬楼梯的方式称为快餐式爬楼梯。这真是个名副其实的好名字，因为我通常是在去休息室拿水果或咖啡等饮料的时候爬楼梯。老实说，坚持了几个月之后，我才能做到在快速爬楼梯后不会出汗，也不会累得上气不接下气，甚至必须缓上 5 分钟才敢和患者说话，免得他们以为我会一口气上不来倒在办公室。但现在我做起来比开始时轻松多了，而且不必专程去健身房锻炼了。

坚持定期做这种短促的健身活动很重要。我发现每当我度过一个为期三四天的小长假，因为假期没有坚持爬楼梯，在回来工作的第一天爬楼梯时就会感觉有点儿吃力。这是因为如果我们每隔几天不锻炼一次肌肉，那么当用到它们的时候就难以做到运用自如。我为什么喜欢爬楼梯呢？首先，它非常适合我的日常生活；其次，我在爬楼梯的时候一点儿也不耽误工作！面对现实吧，有时候我们只有这点儿时间可以用来锻炼！当然，这只是我的方法。如果你可以做一些其他的短促、剧烈的锻炼，对身体也是有帮助的。

间歇式运动

如果对运动颇感兴趣，大家可以采取间歇式运动（也称为高强度间歇式训练，high-intensity interval training，HIIT）。这是一种对身体非常有帮助的锻炼方式，因为我们人类几千年来在地球上一直是这么做的。

我对患者开玩笑说："如果你是数十万年前的穴居人，不可能每天在洞穴里醒来后对你的另一半说，'亲爱的，我要离开洞穴去慢跑一小时，并在回家的路上给你带杯拿铁咖啡'。"那时当然不会有什么拿铁咖啡，那时的人们也不可能去慢跑。为了生存，那时的人们需要做的远不止这些，而且所做的任何运动都是间歇性的。这么说是什么意思呢？

几十万年前，如果人们已经开始用语言进行交流，基本上会说："亲爱的，我要离开洞穴，争取找到些吃的，但愿自己不会成为猎物，能活着回来。"离开洞穴，人们可能会先看到一些想捉来吃的动物，如兔子，然后就会去捉兔子。人们会花上半小时来追兔子吗？不，当然不会。人们只会追一两分钟，要么抓住兔子，要么兔子逃掉。人们还有可能被饥肠辘辘的野兽看到并追逐。野兽会一口气追我们半小时吗？同样不会。人们要么被野兽追一两分钟之后侥幸逃脱，要么不幸被抓住，一切到此为止。

人类在遥远的年代所进行的活动就是一种最原始的间歇式运动。他们会疯狂地去猎食，或者靠疯狂地奔跑避免被猎食，但持续时间通常很短。人们没有理由去长时间奔跑，因为这并不利于生存。人们所做的所有运动都是短时间的高能量运动，这样才能最大限度地增加生存机会，同时最大限度地减少能量消耗。

吉巴拉的研究还表明，每周3次、每次3分钟的间歇式运动可以提高肌肉吸收氧气和做功的效率。这会改善超重成年人的心肺功能和心脏代谢功能，并减少腹部脂肪。

高强度间歇式运动与中等强度的连续运动有点儿不同。连续运动是指从热身开始，逐渐增加到中等强度水平，然后保持这个水平，持续运动10分钟、20分钟或30分钟。

持续运动不会错。如果你已经这么做了，那很好，而且可以更容易地切换到间歇式运动。但是，如果你正在寻找一种更省时的健身方式，那么间歇式运动可能适合你。间歇式运动甚至适用于年龄较大、不太运动或体重超重的人，并且已被证实对心脏病和糖尿病患者安全有效。但间歇式运动需要以当事人自己对运动强度的理解为基础，当事人只能在力所能及的范围内进行，尽其所能地提高运动水平。

在任何活动中都可以进行间歇式运动。你可以根据自己的喜好去选择，可以只是提高速度，或者改变其他方面的强度，如倾斜度、紧张度。例如，我们可以：

- 提高步频到快走或慢跑。
- 走路和爬楼梯交替进行。
- 骑自行车时，加快脚踏速度，站起来踩踏板或刻意增加阻力。
- 上山时保持或提高行走速度或跑步速度。
- 跳舞时交替使用节奏较快和较慢的音乐。
- 游泳时先以正常的速度游上几圈，然后加快速度游一圈。

间歇式运动有几个重要的优势，包括：

改善心血管健康。 从利于心血管健康的角度来说，间歇式运动可能比持续运动更有帮助。间歇式运动会增强心室动脉内膜（内皮）的功能。内皮细胞可以发出信号，让动脉变宽或变窄。我们要求动脉变宽的时候，需要健康的内皮细胞对其发出信号，这样我们才能进行一些激烈的运动。

想要估量间歇式运动所取得的效果，可以选择在运动时监测心率。如果通过间歇式运动身体变得更健康了，心率就不会上升太高。这是因为心脏变得越来越强壮，适应能力增强了，所以可以在较低的心率下做同样的运动。

降低血压。间歇式运动比持续运动更有利于降低血压，这源于两种运动方式对动脉的要求不同。肌肉在剧烈活动时要求动脉变宽或扩张，这是肌肉向动脉发送的生存信号之一。然后动脉会保持通道开阔。管道（动脉）越粗，压力（血压）就会越低。

提高胰岛素的敏感度。间歇式运动可以提高胰岛素的敏感度，这是好事，因为这样血液中只需要维持较低的胰岛素水平就可以很好地控制血糖。而这又可以预防动脉内膜炎，延缓动脉粥样硬化，从而预防随之而来的心肌梗死、脑卒中等。

改善体能。间歇式运动允许我们重复做自己习惯的运动，但又不感觉那么累，简单、重复的动作总是让人感觉更容易。当看到自己无须多费力气就能比以前做更多的事情时，会感到欣慰。这类似于一边练习举重，一边看着自己的肌肉变得强壮起来。

摆脱无聊。间歇式运动也有助于摆脱无聊。我不喜欢在健身房做持续运动的原因之一是觉得很乏味，我不喜欢在跑步机上机械地缓慢运动。间歇式运动有助于打破沉闷的常规模式，让日常生活变得丰富多彩。

节约时间。许多人喜欢间歇式运动，因为其燃烧等量热量所需的时间与中等强度的持续运动相比要少得多。这对于没有太多时间运动的人来说是一个很大的优势。

减少腹部脂肪。间歇式运动是减肥的灵丹妙药吗？事实上这真不是秘密。如果按部就班地按照正确的方式去做，就可以减掉腹部脂肪，因为肌肉需要腹部脂肪来提供额外的能量。看到腰带、裤子的腰围减少，这恐怕是人们做间歇式运动的最大动力和快乐源泉。

降低患癌风险。请记住，是身体的自洁系统清除了废物和受损的蛋白质，这些蛋白质可能携带了允许癌细胞生长的信号。

在准备开始做间歇式运动前请再次注意：如果你正在生病、正处于康复期、正在接受癌症治疗或者经常久坐不动，一定要在开始运动前咨询医生。

为什么每天走 10 000 步效果最佳

我经常要求患者每天走 10 000 步。但是，为什么要走 10 000 步呢？

因为这是有效预防过早死亡且效果比较明显的大致步数，步数更多时，效果并不比这明显。2020 年发表在《美国医学会杂志》上的一项研究表明，每天增加行走步数可以降低很多疾病的死亡率，尤其是心脏病和癌症的死亡率（见图 9-2）。

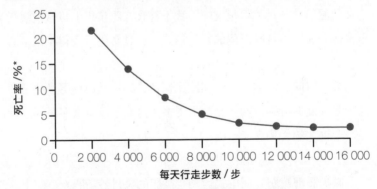

图 9-2　美国 40 岁以上成年人每天行走步数和死亡率之间的关系

* 每年每千名成年人中。

资料来源：*The Journal of the American Medical Association*. 2020; 323: 1251.

美国人平均每天步行不到 5 000 步。从每天 4 000 步增加到 8 000 步，死亡率下降幅度最大。当女性步数达到 8 000 步、男性步数达到 12 000 步时，增益开始趋于平稳。老年人受益最大，因为他们面临的风险最高。研究还表明，如果步数少，但时不时地加快一下行走速度，也可以起到与以稳定速度行走 8 000 步大致相同的作用。

短促剧烈的运动

这种运动方式有什么优势呢？当人们以短促剧烈的运动挑战身体极限时，肌肉会发出几个重要的信号，这些信号对促进健康和确保长寿非常关键。

给心脏的信号。肌肉首先向心脏发出信号。尽管所有的肌肉都知道，身体可能正在从"剑齿虎的尖牙厉爪之下逃命"，但它们得让心脏知道此时身体必须快跑。不管怎样，肌肉知道的是自己需要急剧增加活动量。它们向心脏传达的信息是，自己需要更多的血液来输送氧气和带走废物。

心脏回应说："没问题，我可以增加血流量。"心脏是颇为神奇的器官，通过更强劲、更迅速地泵出血液，可以在几秒钟内将血流量增加 7 倍。别忘了，心脏除了要向身体其他部位供应血液之外，还需要兼顾自己本身的血液供应。与大多数需要插入外部电源的泵不同，心脏同时负责自己的能量供应。

给血管的信号。肌肉的第二个非常重要的信号是向血管发出的。这个信号是："身体需要快速奔跑，可能是为了活命。心脏正在泵出更多的血液，你，血管，需要扩张得更宽些，让额外的血液通过，并将废物带走！"通常，血管会说："没问题，我们能做到！"虽然运动时血压确实会上升，但从长远来看，血管的扩张实际上会降低血压，这对人的心脏和整体健康有益。

给腹部脂肪的信号。肌肉发出的第三个信号传递到了我们的能量库，即腹部脂肪。腹部是大多数人储存额外热量的地方，我们以后可能需要这些热量储备，但通常情况下并不需要，这颇令人懊恼。几乎我遇到的每个患者都会告诉我："哎呀，医生，如果能在您这里减掉2.5千克腹部脂肪，那将是我梦寐以求的事。"

为什么肌肉会向腹部脂肪发出信号呢？肌肉细胞储存的能量相当有限，仅靠肌肉细胞自身的能量，肌肉大概只能坚持运动20分钟。肌肉发出的信号是："为了能够活命，我们快速奔跑。如果我们熬过了这一关，不出一小时，身体可能再次让我们快速逃命，我们需要做好能量储备才行。"

身体因此开始分解腹部脂肪，为的是给肌肉提供可用的能量以备不时之需。每隔一段时间，身体就会燃烧一部分腹部脂肪，为肌肉下次的能量需求做好储备。

给自洁系统的信号。肌肉发出的最后一个信号是给自洁系统的。运动时，身体的细胞、组织中会积聚一定量的废物。为了清除这些废物，运动促使身体启动了一个叫作"自噬"的过程。自噬不仅能清除运动产生的废物，还能全面清除细胞碎片，修复、回收或利用受损的细胞。

从酵母细胞到人类，自噬是所有有机体在进化过程中一直保留的一个过程。有机体保持至今的任何生理过程显然都有助于其自身生存。

如果可以靠服用一粒药丸来清除细胞中的废物，并通过修改某些异常基因或蛋白来预防癌症，我们肯定会说："快给我！"我们确实有这种"药丸"，名字就叫运动。

我曾经给一位患者讲过这个清理修复的概念。我告诉他这个药丸就是"维生素 E"，他几乎从椅子上跳了起来，一直说会买一些每天服用。我忍俊不禁，告诉他我所说的"维生素 E"实际上是"运动"。

所有这些信号都有助于确保我们的生存，但对这些信号做出反应的过程需要依靠条件反射。当需要剧烈运动时，心脏和血管需要一定的时间进行准备，然后才能做出适当的反应。

必须有规律地进行这种间歇式运动，大约每 48 小时一次，以便确保反应机制"到岗到位"，保障有力。如果肌肉细胞不是每 48 小时出勤一次，它会发出信号："我没有被用到，无须给我储备能量，身体不需要我。"在这种情况下，肌肉会萎缩，而且萎缩可能来得很快，通常几天内便会发生。然而，重新恢复肌肉正常形状却需要花费几个月的时间。通过定期运动预防肌肉萎缩比在肌肉真正萎缩之后再亡羊补牢要好得多。

运动强度

间歇式运动可以使运动时间显著减少，这是个好消息。吉巴拉已经证明，高强度间歇式运动可以让我们在心血管健康方面达到与传统运动相同的效果，同时可以节省不少运动时间。间歇式运动和短促剧烈运动的效果只有在坚持两周后才有可能看到区别。采用间歇式运动，每天重复进行

6 次持续 30 秒的短跑冲刺，坚持 2 周，效果等同于每次 90～120 分钟的中等强度连续运动。换句话说，就提高体能水平的效果而言，每天进行 11 分钟的间歇式运动等同于每天进行 45 分钟的持续中等强度运动（见图 9-3）。

① **慢走热身**
5 分钟内逐渐增加到适当的速度。

② **快步走**
提高走路速度，进行快步走。

③ **提高速度**
完成热身后，提高速度或坡度，在博格疲劳度评估量表的 17～18 分的强度下慢跑 30 秒至 2 分钟。

④ **减速**
放慢速度，以中等速度行走 1～4 分钟，直到恢复自然平缓的呼吸。在下一个间歇中采用同样的强度。

⑤ 重复步骤 2、3、4

⑥ **以较慢的速度行走**
35 分钟后，以较慢的速度步行 5 分钟以恢复正常身体状态。

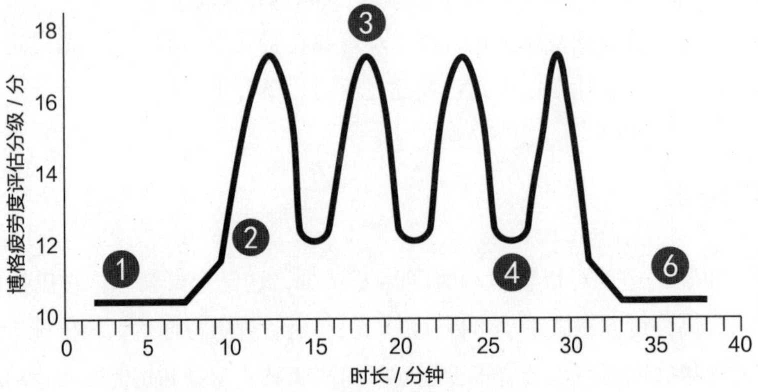

图 9-3 时长 40 分钟的运动（包含间歇式运动）示例

这对于平时比较忙的人，无论是专业人士、父母，还是大学生，都很有意义。任何人都可以从间歇式运动中受益。间歇式运动不仅可以让你保持体能、身体更健康，而且可以帮你节省时间、减少腹部脂肪。

什么样的强度最合适

间歇式运动的强度应该以让人感到"相当费力"为标准，在博格疲劳度评估量表中的分级是16或17。但这因人而异，毕竟每个人对强度的感知有所不同。对个体来说，应该有这样的感觉——这真的很难了，我恐怕坚持不了太久了。想知道什么强度的运动更适合自己？博格疲劳感知评估量表可以帮助你。

博格疲劳度评估（RPE）量表®

6	毫不费力	15	费力
		16	
7	极为轻松		
8		17	很费力
		18	
9	很轻松		
10		19	极为费力
11	轻松	20	精疲力尽
12			
13	有点儿费力		
14			

© Borg G. Borg Rating of Perceived Exertion Scale, 1998.

坚持不懈地运动

坚持运动和锻炼体能是保持健康的重要途径。运动可以减轻全身炎症，增强心肺功能，增加肺活量，强健肌肉和扩张血管。

换句话说，通过运动可以使我们身体的关键部位保持健康，防微杜渐。大量研究表明，坚持运动、锻炼体能和保持强壮有利于健康长寿。我们要么现在抽出时间坚持每天运动，要么以后抽出时间应对各种疾病。

坚持定期进行短促激烈的运动可以帮助我们锻炼体能、保持健康，且避免久坐不动。不要犹豫和迟疑，勇敢迈出第一步，循序渐进，享受其中的乐趣，这对我们中少有闲暇的人来说是可以救命的。

无法兑现的健身房承诺

很多人像我一样，真的不那么热衷去健身房，在健身器材上运动也只是为了出出汗。很多人虽然每个月花了很多钱购买健身卡，但很少坚持去健身。研究发现，63% 的会员从来没有去过健身房，82% 的会员每周使用健身房的次数不到一次。研究还发现，人们在每年的 1～3 月使用健身房的次数超过了其他月份的总和。你下过一时脑热的"新年决心"吗？

英国一家慈善组织进行的一项调查发现，人们虽然有充足的理由去健身房，但总会找到各种各样的借口拒绝前往（见图 9-4）。事实上，就常规服务的费用而言，与电话服务、有线电视服务、音乐或电影服务的费用相比，花在健身房会员卡上的钱几乎是我们最糟糕的投资（见图 9-5）。我曾经问一个患者平常运动得多吗,他的回答是:"医生,我有 4 个健身房的会员卡!"在我的追问之下,他终于承认哪个健身房也没有去过。

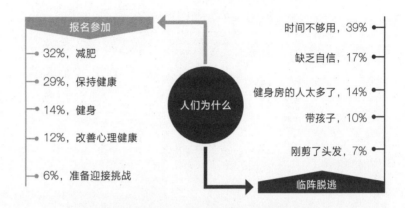

图 9-4　英国人办健身卡及不去健身的理由

资料来源:格林威治休闲公司。

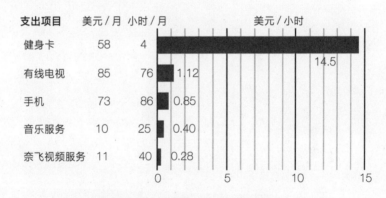

图 9-5　美国人为休闲活动平均每小时支付的费用

资料来源:美国劳工统计局。

LIVE YOUNGER LONGER

10

第三步：优先保证睡眠

我们一生中大约 1/3 的时间都在睡觉。在睡眠期间，身体通常会进入节能模式，比如肌肉会放松，血压会下降 10%～15%。与此同时，某些有助于身体恢复的生理活动也增强了。睡眠为细胞的自我修复和新细胞的生成创造了条件，从而利于人的健康长寿。睡眠不足会扰乱这些关键过程，持续的睡眠不足会对我们的健康造成长期影响。

"通过睡眠,我们可以恢复体力,调养身体,补充能量,修复免疫系统,并恢复思维敏捷度。"

如今的人们都很忙，好好睡一觉似乎已成为事后的补救方式。我们纵然希望自己能有充足的睡眠，但我们实际上并不重视充足的睡眠。然而，睡眠是基本的保障，和新鲜的空气、干净的水、营养丰富的食物一样，对我们的健康至关重要。我们一生中大约有 1/3 的时间都在睡觉，这肯定是有原因的。通过睡眠，身体可以消除一整天忙碌带来的疲惫。

在睡眠期间，身体通常会进入节能模式，比如肌肉会放松，血压会下降 10%～15%。负责唤醒的神经信号被"调弱"或"关闭"。在睡眠的大部分阶段，大脑活动会平静下来，耗氧量相应也会减少大约 10%，体温同步下降。

与此同时，在睡眠过程中，某些有助于身体恢复的生理活动得以增强。例如，大脑分泌的化学物质可以快速地清除潜在的有害废物，如与阿尔茨海默病密切相关的 β- 淀粉样蛋白。此外，睡眠为细胞的自我修复和新细胞的生成创造了条件。

睡眠不足会扰乱这些关键过程，持续的睡眠不足会对我们的长期健康造成影响。睡眠问题会导致许多慢性疾病，如心脏病、抑郁症、高血压、肥胖症和糖尿病，这些都是当今世界上人类健康的主要威胁。睡眠不足最终会影响我们的健康寿命。

我们需要做一些事情来维持生存，如每隔几秒呼吸一次，每天吃一些食物来补充营养，每天睡上一觉来恢复体力。大多数成年人每晚需要7~8小时的睡眠。但现实情况是，有很多人睡眠不足。根据美国疾病控制与预防中心的数据，美国大约1/3的成年人每晚睡眠不足7小时。

请记住，不要等到明天或周末再去补充睡眠，更不要期待等到度假的时候再实现这个愿望。你应该从现在就开始做，今晚就行动起来！当我们睡了一夜好觉后，醒来时会感觉精神焕发、思维敏捷，可以信心十足地准备迎接新的一天。不仅如此，通过睡眠，我们的身体获得了恢复的时间，这有利于健康长寿。

为什么睡眠如此重要

科学家对睡眠不足会产生哪些影响进行了大量的研究，结果发现，睡眠不足会对我们身体的每一个系统和器官产生负面影响（见图10-1）。

脑力和记忆力

充足的睡眠让我们的脑力得以恢复和重启。当睡眠不足时，我们往往会感到疲倦和乏味。由于脑细胞之间不能很好地交流互动，我们的注意力水平下降，记忆力变差，从而令我们变得容易犯错。即使只是一夜睡眠不好，也会影响逻辑思考、执行复杂任务和同时专注于多个目标的能力。

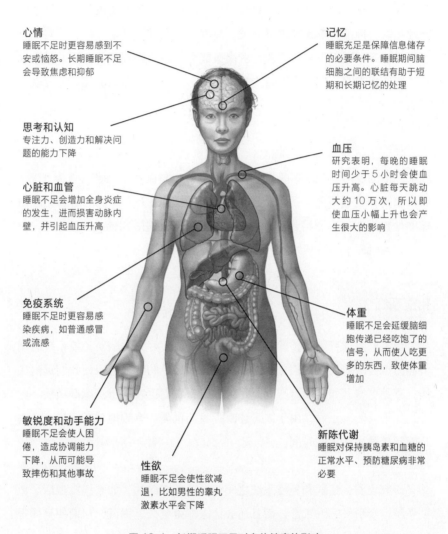

图 10-1　长期睡眠不足对身体健康的影响

情绪和决策

缺乏足够的高质量睡眠会扰乱我们的情绪，并影响决策能力。经常间断性睡眠与抑郁、焦虑和疲倦有关。睡眠不足会导致冲动、愤怒、判断力下降。缺乏睡眠不仅会影响我们的决策能力，还会影响其他方面的健康水平。有证据表明，我们晚上每少睡 1 小时，所选择的食物的健康程度就会下降 2%。

睡眠不足对身体的影响与饮酒相似。一个连续 17 ~ 19 小时不睡觉的人，他的反应、记忆、推理、协调等能力，与血液中酒精含量为 0.05% 的人水平相当或更差。美国大多数地方将 21 岁以上人群的酒后驾驶限制标准设置为血液中酒精含量为 0.08%，运营司机的限制标准为 0.04%。所以，困倦时开车与酒后驾驶一样危险。

免疫系统

当我们感到劳累时，即使只是一个晚上没睡好，大脑对免疫系统的调节能力也会减弱，使我们更容易受到感染。充足的睡眠可以使我们远离疾病，感觉更棒。如果没有得到充足的睡眠，我们更容易得流感等疾病。此外，如果真的得了病，由于缺乏睡眠，我们也无法有效地对抗疾病，最终只能延长卧病在床的时间。

研究表明，睡眠和免疫系统之间的关系是双向的。如果感染激活了免疫系统，会引发睡眠紊乱，而且还会让人睡得更久、更沉，从而使身体得以储存能量，尽快恢复。

健康的睡眠习惯会降低感染的风险，这意味着即使被感染也会恢复得更快。一个好觉还会使疫苗接种有更好的免疫应答,这是因为睡眠有助于免疫系统储存外来入侵者的信息,包括通过疫苗接种带来的"温和"入侵者的信息。免疫系统借助储存的信息,能够在病菌再次出现时进行识别并有效阻击。睡眠不足会使人对疫苗的免疫应答效果降低20%～25%。

持续缺乏高质量的睡眠会引起细胞应激反应,导致身体出现轻微且长期的炎症。我们在第2章中谈到过这种轻度炎症,其与心脏病、肥胖症、糖尿病、老年痴呆等许多慢性疾病及某些癌症有关。

通过良好的睡眠,可以保障身体得以修复,以减少炎症造成的长期损害。睡眠不足会造成"双重打击",身体不仅无法修复现有的炎症损伤,还有可能积累更多新的损伤。

心脏和血管

许多证据显示,充足的睡眠对心脏和血管健康至关重要。间断性睡眠很容易引起血压升高、胆固醇水平异常和胰岛素抵抗。睡眠不足也会增加心肌梗死的风险。据统计,每晚多睡1小时可以使心肌梗死的风险降低20%。睡眠不足和心血管疾病之间存在因果关系,很多心血管疾病很可能是由睡眠不足引发的慢性炎症导致的。

肥胖和新陈代谢

睡眠不足会降低身体对胰岛素的敏感性,干扰血糖水平,从而影响新陈代谢,增大患糖尿病的风险。睡眠不佳或不足,也会影响瘦素和胃生长激素释放素等激素的分泌。胃生长激素释放素分泌量的增加还会让人食欲大开,吃得更多。

怎样才算一夜好眠

这是一个相当主观的问题,很难给出一个标准答案。但我们可以考虑以下几个因素。

睡眠时间。指与时钟时间相对应的睡眠时间,也称为过程 C。因为它与昼夜节律变化有关,是体内的生物钟,使人们的入睡与唤醒时间与一天中 24 小时的昼夜周期变化相呼应。

睡眠时长。身体需要休息或达到平衡所需要的睡眠时间,也称为睡眠稳态或过程 S。尽管每个人需要的睡眠时长有差异,但总的来说,大多数人需要 7～8 小时的睡眠,才能恢复精力和最大限度地降低死亡风险。不过,很多人常常睡眠不足或睡眠质量不佳,这样即使他们的平均睡眠时长在健康范围之内,也无法消除因经常性的睡眠质量不佳而造成的负面影响,所以睡眠上的"欠账"及其产生的健康后果仍在不断积累。

睡眠质量。高质量的睡眠是酣畅、不间断的。睡眠不佳是指睡得不安稳或中间易醒。整个睡眠过程可能因入睡困难、夜间频繁醒来和醒来后难以再次入睡而被打乱。

如果早上醒来时感觉精神不佳,尤其是白天未做劳累的事情却感到又累又困,那么很可能要么是睡眠不足,要么是睡得不安稳,要么是睡眠时间不对。一个可行的建议是:不要设置闹钟,尽量睡到自然醒。如果需要闹钟叫醒,那么很可能是因为睡眠不足。

尽管研究者也不能确定如何才算是睡得好,但他们已经观察到与入睡时间、睡眠时长和睡眠质量相关的不同睡眠模式之间的差异,及其对健康产生的不同影响。

睡眠良好或有规律的人，会按时上床睡觉并按时起床。他们躺下后15分钟内能够入睡，并且每周至少有5天在夜间醒来的时间少于15分钟。睡眠良好的人每晚的睡眠时长相差大约10分钟。睡眠不好或不规律的人，睡眠时间表往往一团糟。他们每天就寝的时间各不相同，通常需要很长时间才能入睡，每次的起床时间也各不相同，每天的睡眠时长可能相差几小时或更长时间。

睡眠不好的原因

我们都知道，缺乏高质量的睡眠会在多个重要方面对健康不利。但是，我们首先要弄清楚是什么原因导致了睡眠质量不好。

昼夜节律紊乱

昼夜节律是人体内部的生物钟，以大约24小时为周期运行。它是我们醒睡周期的主要影响因素，受环境中光照强度的影响很大。周围的环境越明亮，人们就越清醒、灵敏；周围的环境越暗淡，人们身体产生的褪黑素就越多，这会让人昏昏欲睡。昼夜节律解释了为什么大多数人在太阳升起时醒来，在太阳落山后感到困倦。如果极少接受光照或总是生活在昏暗的环境之中，人的昼夜节律会被打乱，夜间睡眠和日间劳作也会受到干扰。白天接受充分的阳光照射，有助于调节人体的生物钟和一整天的生活节奏，并提高睡眠质量。

但是，如果夜晚一直处于强光之下，会抑制褪黑素的分泌，使人们比在自然光照状态下保持清醒的时间更长。从个人电子设备到周围环境，光照的来源可能很多，如果能在黄昏前后减少光照的时间，就可以使身心更自然地调整到入睡状态。

睡眠如何影响心脏

心脏和血液循环系统的节律与身体的昼夜节律密切相关。睡眠有规律的人每晚大约在同一时间上床睡觉，睡眠时长也相差不大。睡眠不规律的人上床睡觉时间不一，睡眠时长也不固定。不规律的睡眠会扰乱血液循环系统的节律，使人更容易患心血管疾病。睡眠持续时间或入睡时间的变化越大，得病的风险就越大（见图 10-2 和图 10-3）。

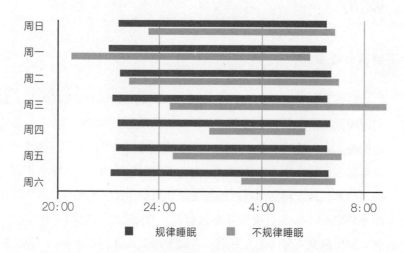

图 10-2　睡眠规律与不规律的对比

资料来源：*Journal of the American College of Cardiology*. 2020; 75: 991。

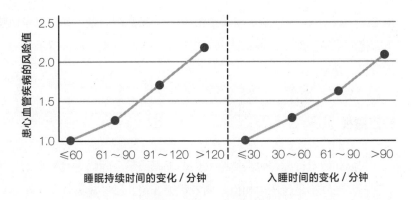

图 10-3　睡眠情况与患心血管疾病风险的关系

来自屏幕的光

我们自己觉得睡眠充足吗？几十年来，盖洛普民调机构每年都对美国人的睡眠状况进行调研。对比调研结果发现，越来越少的人认为自己的睡眠是充足的，而越来越多的人认为多睡一些时间的话会感觉更好。这一趋势始于 20 世纪 90 年代初，大约是在互联网开始广泛普及的时候。

互联网和睡眠之间存在什么联系呢？据我所知，在很久以前，人类对天黑时睡觉、天亮时醒来非常适应。随着白炽灯的出现，这种情况发生了变化。要知道，与人类在地球上存在的时间相比，电力时代只是其中的一小段而已。

人们醒来的节律主要是由太阳发出的蓝光驱动的。当我们盯着电子产品的屏幕尤其是智能手机的屏幕时，就暴露在了一种非自然的蓝光之下。深夜长时间盯着屏幕会扰乱我们的昼夜节律，让我们缺乏睡意，睡得更晚。同时，深夜盯着屏幕实际上还会改变我们的昼夜节律，让我们早上醒得更早。第二天早醒和随后出现的困倦会导致睡眠问题。你可以考虑购买防蓝光的眼镜，但是这种眼镜也只能阻挡一部分蓝光，深夜看手机的负面效应仍然存在。

缺乏重视

我们如何对待睡眠也会影响我们的睡眠质量。睡眠对我们来说是优先事项吗？睡眠不足与压力相似，两者都很普遍，已经成为常态。我们更愿意将长期睡眠不足视为现代生活的一部分，因此不像之前那样重视睡眠。美国睡眠基金会进行的一项调查显示，在大多数美国人的优先事项列表中，睡眠的排名处于倒数几位，排在健身、营养、工作及业余爱好之后，只有 10% 的美国人将睡眠列为重要优先事项。

现代生活方式的影响

目前，我们生活中的许多方面都会导致睡眠不足。

数字化娱乐。通常，我们无法得到足够的睡眠是因为不仅工作时间很长，而且我们容易被电视、手机或其他电子设备上触手可及的娱乐内容所诱惑。我们常常熬夜看喜爱的节目或浏览社交媒体，但第二天仍然需要准时起床上班或上学。

压力和焦虑。睡觉时，如果满脑子装的都是当天没有完成的事情或者第二天需要做的事情，人们就会很难入睡，或者即使睡着后也容易半夜醒来。如果放任自己沉湎于那些沉重的或令人焦虑的事情，大脑就无法充分放松，我们也难以获得高质量的睡眠。

咖啡因。咖啡或苏打水等饮料中的咖啡因也会干扰睡眠。有些人对咖啡因尤其敏感，如果你在下午和晚上摄入咖啡因会导致晚上失眠，那就在上午喝。

酒精。睡前饮酒，尤其是大量饮酒，可能让人更容易入睡，但也可能让人在晚上多次醒来。睡眠不佳者和睡眠良好者的饮酒习惯并不必然完全不同，而是基本上大同小异。既然少量饮酒也会干扰睡眠，因此我建议你索性戒酒，这对改善睡眠大有益处。

药物。类固醇类药物、高血压药、抗抑郁药等处方药会干扰睡眠。许多非处方药，包括一些止痛药、减充血剂、减肥产品等，均含有咖啡因和其他令人兴奋的成分。

深夜进餐。睡前大快朵颐可能会引起消化不良，肚子不舒服会让人难以入眠。如果你有晚饭大吃大喝的习惯，那就试着晚餐吃得清淡一点儿，这样有利于更快入睡。有些人可能已经注意到，吃大量精制碳水化合物会导致困倦，有些人为了帮助自己入睡会采用这个办法，但这不是一个长期可行的策略。

其他睡眠问题

一些人有更具体的睡眠方面的问题和困难，如失眠、阻塞性睡眠呼吸暂停综合征、打鼾等。有必要让医生评估一下这些问题，然后对症下药地进行适当的治疗和调整，让自己得以正常休息，确保身体健康。

例如，阻塞性睡眠呼吸暂停综合征会使喉咙肌肉在睡眠中反复松弛，从而堵塞呼吸通道并中断呼吸。它的特点是睡着时打鼾声很大，并出现呼吸暂停，患者被憋醒时还会倒抽气或者噎住。这种疾病可以运用气道正压通气疗法或者口腔器械来进行有效治疗。治疗的同时，也要记得遵循本书中的方法，即保证营养、坚持锻炼、杜绝吸烟、减轻压力和尽量不饮酒，这对改善这种病的症状也有一定的帮助。

失眠是常见的睡眠障碍。失眠者往往难以入睡，或者入睡后容易醒来，或者两者兼而有之。他们可能醒得太早，或者醒来后无法重新入睡。大多数时候，对日常习惯进行小小的改变便能改善。按时作息、保持卧室昏暗舒适、睡前放松等，都可以减轻失眠症状。

针对失眠的认知行为疗法是一种谈话疗法，可以帮助失眠者重拾良好的睡眠心态，学会养成良好的睡眠习惯。药物治疗对一些短期失眠的人可能会有帮助。

如何才能睡得更好

只有当我们明白睡眠是维持短期和长期健康的关键时，才会真正重视睡眠，合理安排作息时间。我们甚至可以将获得充足的睡眠与哮喘或高胆固醇患者服用药物治疗的效果相比较。睡眠与药物、维生素或补充剂一样，对身体健康和康复至关重要，甚至有可能更加重要。

身体借睡眠得以恢复活力、进行自我修复和获得补充。睡眠过程由于人为因素无法进行时，我们的身体会加快老化，使得患上非传染性慢性疾病的时间提前。睡眠与药物一样，必须定时"服用"。为了充分利用每晚的睡眠"剂量"，可以考虑以下两个重要因素。

准时上床睡觉

即使我们明白睡眠的重要性，也可能因忙于其他事务而不得不推迟就寝时间。实际上，我们的就寝时间可能源于当天早些时候的一些行为习惯。我们一般习惯在下班后到傍晚这一段时间放松一下，为家人做做晚饭，洗洗衣服，或者看看电视。这些习惯本没有什么不妥，它们有助于将一天带入尾声，促使我们圆满完成当天的计划。然而，这些看似重要的习惯往往会推迟就寝时间，挤占本应分配给睡眠的时间。如果我们不加以重视，睡眠最终会在我们的优先事项列表中排名垫底。

正如我们可能想要做出的其他改变一样，我们也需要为良好的睡眠做好准备。这需要从小处着手，做自己喜欢的事情，让自己放松一下。我们不必放弃健康的饮食，也可以继续珍惜与亲人共处的美好时光，但可以适当做一些调整。或者早一点儿吃饭，或者合理分配时间，或者只看一集电视剧，而不是两三集，这样就能保证合理的就寝时间。

睡前要有仪式感

对大多数人来说，从日常活动转向夜间睡眠难以做到无缝衔接，而是需要举行必要的仪式，以帮助完成这一转换。睡前一小时左右，我们可以开始放慢节奏，为修复身体所需的睡眠做好准备。每个人可能都有自己喜欢的睡前仪式，不一而同。这也许包括让孩子上床睡觉、为早上准备咖啡、喝杯茶、看看书、刷牙、穿上舒适的睡衣等。

这是为了向大脑发出马上要休息的信号。因为大脑活动是睡眠不可或缺的一部分，所以传递正确的信息很重要。我们需要告诉大脑，一天的工作已经完成，可以将那些无关紧要的压力和焦虑暂时忘掉。让大脑放松也就是向身体的其他器官发出了信息，即睡眠的修复功能现在可以启动了。

助眠清单

- ☐ 减少咖啡因的摄入。
- ☐ 白天充分锻炼。
- ☐ 睡前饮食清淡。
- ☐ 睡前一小时减少屏幕时间。
- ☐ 在就寝时间例行放松（如可以冥想、愉快地回想白天之事、记日志或者阅读）。
- ☐ 卧室保持舒适、昏暗。

当睡眠中断成为常态

如果每天都苦苦挣扎、难以入睡，或者难以保持正常的睡眠，就可能与睡眠产生负面联系。如果这些负面联系持续存在，会形成恶性循环，造成长期睡眠不足。负面联系的形成与睡前的习惯、卧室的睡眠环境或入睡过程密切相关。

准备就寝的方式或者过渡到就寝时间的方式不当的话，会带来负面的条件反射，可能反而提高大脑的兴奋度，造成入睡困难。

比如，如果一个人总是晚睡，这会让他更加担忧第二天睡眠不足，所以就匆忙入睡。但在这个过程中他忽略了睡前仪式，直接上床盖上被子就睡。然而，虽然躺在床上，但大脑仍旧高度紧张，没有丝毫睡意。辗转反侧，结果还是没有休息好。第二天晚上，因为大脑对之前的难以入睡的情状记忆犹新，很容易重复这个过程。还记得大脑缰核吗？我们在第 4 章谈到的那个大脑中小小的奖励中心，它就喜欢记住失败的体验，会提醒身体，睡眠不是一件惬意的事情，并使人开始越来越逃避睡觉这件事。

为了打破这个循环，需要让大脑"尝"到成功的甜头。要做到这一点，就需要改变反复试图睡觉但未果时形成的条件反射。怎么来实现呢？

讲究睡前仪式。睡前仪式不需要占用太多时间，但是我们确实需要一些暗示就寝时间的仪式，如刷牙或者穿上舒适的睡衣。可以通过阅读、回忆一些令人感激的事情或者专注于放慢呼吸来放松大脑。尽量每天晚上定时睡觉，每天早上定时醒来，做到睡觉有规律。

有证据表明，在就寝时或刚上床后反复思考重要问题是与睡眠不佳密切相关的行为之一。找到在睡前清空大脑的方法，可以极大地改善睡眠。这里有 3 个技巧可以尝试：

- **学会感恩** 我喜欢在睡前为一天的结束举行一个仪式，并选出其中的 3 件事情进行感恩。这会使我的情绪变得乐观。如果经常练习，可以减少几年后得心肌梗死的风险。专注于感恩也会让我感到放松，帮助我忘记一天中尚未完成的事情。
- **正念和冥想** 这种减压方法非常简单，但人们往往会忽略它的有效性。这样做是为了让自己产生强烈的"活在当下"的意识，放下其他的一切。将意识集中在休息的感觉上，感受身体慢慢沉到床上、接触到柔软的枕头、呼吸逐渐慢下来的感觉，并保持这种感觉，这有助于释放源于其他事情的压力。

- **安排专门的忧虑时间** 如果对工作、学校、家庭或其他问题忧心忡忡，尽量在睡前处理好，以免晚上睡不着觉。安排专门的时间，写下自己的担忧，然后好好研究可能的解决方案。这样，不仅对第二天应该做什么事一清二楚，而且能使我们以一种全新的、休整后的视角进行筹划。

让卧室回归本真。卧室只用来睡觉。无论是看电视、在电脑上工作，还是在手机上浏览网页，凡是不属于卧室的活动统统取消。把宠物赶出卧室也会有帮助。如果没有睡意，起床坐到椅子上，读读书或者看看杂志，直到睡意很浓时再回到床上。这样做是因为可以避免把床和睡不着联系起来。

不断重复"洗脑"。你可能需要不断重复入睡程序，直到大脑开始对就寝时间和睡眠状态产生反应。诀窍是创造条件让自己更容易入睡，不要忧心忡忡、看电视或者做其他会刺激大脑的事情。

尽管"多睡觉"是我们生活中最不需要去做的改变，但事实是，高质量的睡眠会产生一种光环效应，辐射生活中的其他领域。我们休息得充足，就能更好地进行食物选择和定量控制，就会有更多的精力做运动，也会对周围的人更有耐心、更加关心。除此之外，我们还不太容易生病，并在心理上变得更强大，以更好地应对大大小小的压力。所以，不要再推迟睡觉时间了，真正利用好晚上的时间吧！

LIVE YOUNGER LONGER

11

第四步：学会驾驭压力

压力对我们的影响可能是长期而缓慢的，也可能是突如其来的。压力可能是生活中的客观存在，我们无法完全摆脱，但不见得要让它主宰我们的生活。学会以合理的方式来应对和缓解压力会对我们的健康长寿、幸福安乐产生重要的影响。

" 我们中许多人生活压力太大，
  这会严重损害身心健康。 "

试想一下，如果你堵在路上，很担心会耽误一个重要的工作会议，除了在车里煎熬，其他都无能为力。这时也许你又开始忧虑其他的事情，比如想起某个棘手的工作项目，某个意想不到的医疗账单，抑或某个你在早间新闻上看到的令人沮丧的故事。

我们都有过此类压力时刻。这样的情况很常见，以至于许多人认为谁都无法避免。年轻时我们可能不喜欢这些林林总总的压力，但这就是生活，对吧？也有人认为压力不是坏事。有患者跟我说："医生，压力是我的座右铭。""压力催人起床。"甚至有患者说："我从未感到压力，是我给别人压力。"

的确，我们在生活中感到一些压力很正常，这对人是有益的。短期的应激反应会促使我们在最后的期限完成任务、解决家庭遇到的危机，或者及时阻止蹒跚学步的孩子跑到车水马龙的大街上。但许多人在生活中压力太大，这会严重影响身心健康。

当今世界上给人们带来压力的事件无处不在。最近，美国心理协会的一项调查展示了一些常见的压力源，包括对经济的担忧、对医疗保健服务的担心、与工作相关的压力、对个人财务的担忧等。有时，我们会被突发事件扰乱生活，产生额外的压力和焦虑情绪。许多人一直处于一种长期的不确定状态和忧虑的状态中。压力对我们的影响可能是突如其来的，也可能是长期而缓慢的。

无论压力的来源是什么，大多数人都觉得自己经历和承受了太多的压力，年轻人尤其如此。据说1997年及以后出生的人（也被称为Z世代人群）自感压力最大，紧随其后的是千禧一代和X世代。

好消息是，我们仍然可以通过养成一些日常的习惯来应对平时的压力，甚至是突然降临的巨大压力。压力可能是生活中的一种客观存在，我们无法完全摆脱，但不一定要让它主宰我们的生活。学会以合理的方式来应对和缓解压力会对我们的健康长寿、幸福安乐产生重要的影响。

压力之下的身体反应

几十万年前，人类经常遇到生死攸关的紧张时刻。我们的身体天生就有能力快速有效地对捕食者、入侵者和其他直接威胁做出反应。尽管如今这些威胁要少得多，但我们身体与生俱来的应激反应能力并没有消失。

当我们感觉受到威胁，如遇到一只龇牙低吼的大型犬时，身体内被称为下丘脑-垂体-肾上腺轴的警报系统便会被激活。该系统会从大脑底部一个被称为下丘脑的小区域开始启动。

下丘脑促使在大脑中位于其下方的垂体向位于肾脏上方的肾上腺发送信号。肾上腺随后释放大量激素，包括肾上腺素和皮质醇。肾上腺素令心率加快，血压升高，能量供应增加。皮质醇作为主要的压力激素，会增高血液中的糖（葡萄糖）浓度，提高大脑消耗葡萄糖和组织修复的效率。皮质醇还会在应激状况下抑制不必要的甚至对人不利的功能，它会改变免疫系统反应，抑制消化系统、生殖系统和生长过程。应激反应还会影响大脑中控制情绪、欲望和恐惧的区域。

这种天然、复杂的警报系统，会使人的身体对感知到的威胁做出迅速反应，这些反应包括战斗、逃跑或原地不动。一旦感知到威胁不复存在，激素水平就会恢复正常。随着肾上腺素和皮质醇水平下降，心率和血压便会恢复到正常水平，身体其他系统也会恢复如常。

身体对短期威胁的应激反应叫急性应激。急性应激在保护人身安全和应对迫在眉睫的挑战方面发挥着重要作用。但是，如果压力源并非短期威胁，无法通过快速行动来解除，这会怎样呢？比如，正在处理复杂的业务问题，或者正在解决家庭中长期存在的问题，那会出现什么情况呢？答案是，这些日常压力源可能启动应激反应，并持续存在。

当压力源隔三岔五地在生活中出现，并使人经常受到威胁时，身体很可能出现长期慢性应激。慢性应激对人体的影响通常没有急性应激明显，但持续更长时间也会带来更多的问题。

慢性应激会使警报系统长期处于激活状态，使身体内产生过多的皮质醇和其他压力激素，如此一来，几乎所有的身体运行过程都会受到干扰。

这会使人更容易出现健康问题和养成不良习惯，最终可能影响生活质量和健康寿命。这些健康问题和不良习惯包括以下诸多方面：

心脏病。人感到压力时，血压和心率会上升，心脏会强烈收缩。压力还会加重向心脏供血的动脉的炎症。

在第 2 章中，我们讨论了动脉内膜（内皮）。动脉内膜从生物学意义上来说是非常活跃的，当人处于压力状态下，心脏需要更多的血液供应时，内皮细胞有助于控制动脉的扩张。

内皮细胞损伤也是心肌梗死的原因之一。高血压、吸烟、高胆固醇或压力等任何可以损害内皮细胞的因素，都会使内皮细胞遭到损伤乃至撕裂，随后便会激发血液的凝血功能，从而极大地限制流向心肌的富氧血液量。

大脑功能受损。压力会影响清晰思考、学习新信息和储存信息的能力。一些研究表明，压力可能引起某些形式的痴呆，比如阿尔茨海默病。

免疫系统减弱。身体在压力状态下释放的激素可能干扰或抑制人的免疫系统。研究表明，长期压力会导致身体难以抵御普通感冒或流感等传染病，甚至会影响流感和带状疱疹疫苗的有效性。

焦虑和抑郁。生活在持续的压力之下会让人筋疲力尽、备感沮丧，从而产生焦虑和抑郁的情绪。一些研究表明，压力激素水平长期处于高位也可能导致情绪障碍（图 11-1 是我女儿受我二次患癌的影响，在不同压力水平下的自画像）。

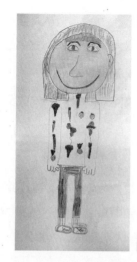 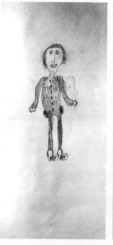 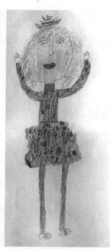

图 11-1　压力给我女儿埃米莉带来的影响

埃米莉的一系列自画像生动地描绘了压力带来的影响,以及我们最终是如何适应的。自画像从左往右分别是在我第二次癌症诊断之前、诊断之后以及康复后 2 个月绘制的。请注意不同图画之间的变化,特别是中间那幅自画像的大小和自信心的变化(用色也简单很多)。

消化问题。压力会引起恶心、腹泻、胃肠疼痛等症状。时间久了,慢性应激可能导致慢性肠道疾病,如肠易激综合征、炎症性肠病等。

不健康的行为。人持续承受压力时,很容易在养成良好习惯的过程中半途而废,可能睡眠不足、吃得太多或太少,以及缺少运动。研究表明,当人们无法较好地管理压力时,就会倾向于吃更多的垃圾食品。压力的其他负面反应可能包括吸烟、滥用药物或酗酒,以及远离朋友等。这些行为会对健康和幸福不利。

糖尿病。长期较大的压力会干扰身体正确使用胰岛素的能力,可能导致更强的胰岛素抵抗。这会增大患 2 型糖尿病的风险,或者使已有的糖尿病病情更加难以控制。此外，血液中过量的胰岛素会导致血管内皮损伤，从而更容易引起心肌梗死和脑卒中。如果压力对饮食和运动习惯产生负面影响，问题可能会变得更加复杂。

体重增加。暴饮暴食和运动不足会导致体重增加。皮质醇水平升高会促使身体储存更多的脂肪，从而引起肥胖。当感到压力时，身体做出的反应是以脂肪形式储存热量，为即将到来的应激反应做好准备。要知道，这通常需要随后进行大量的运动，以耗费额外的热量。数十万年前，这种机制对人类的生存有利，但现在它储存了根本用不到的多余热量，实际上对我们是不利的。

积极管理压力

我们每个人的压力各不相同，其造成的影响也因人而异。在相同的境遇中，一个人可能明显感到了压力，而另一个人可能完全无动于衷。

压力有很多种。有些压力实际上对我们有利，如和朋友一起参加比赛，无论输赢，你都尽了最大的努力，玩得很开心，结束后感觉精力充沛。有些压力是易于控制的，如开车时感到的压力，或者因为不得不等一个超长的红灯而耽误上班时间所带来的压力。放在生活的大背景下来看，这些压力都无关紧要。但有些压力可能是有害的，尤其是那些自己无能为力的压力，如亲人的离世、个人无法改变的严重财务危机。遇到有害的压力时，要及时寻求家人或专业人士的帮助和支持，这十分重要。如果你在早些年已经学会了如何以积极的方式来应对压力，这会让你受益匪浅。

俗话说："活到老学到老。"找到应对压力的方法有许多好处，也会给我们带来满足感。这是压力管理的下一个内容，即学习用更有效的方法来应对压力。当面对压力源时，我们可以采取 3 种基本方法积极应对：一是改变所处的环境，二是改变自己的反应方式，三是两者兼顾。

在大多数情况下，想要彻底改变环境不太现实。我们不可能在每次遇到压力时都简单地通过换工作或者度假去逃避。但是，我们可以将一些小的、良好的习惯融入日常生活，通过这样的方式来更有效地应对压力。哪怕只是养成一种新的健康习惯并天天坚持，也有助于对抗压力带来的有害影响。

再次患癌时，我已经结婚且有了 3 个孩子，在妙佑医疗国际担任全职心脏病专家。要不是得了癌症，于我而言，生活中的一切真的可以说天遂人愿，梦想成真。开始化疗时，我想坚持工作，但由于副作用，我的工作举步维艰。虽然妙佑医疗国际在极力帮助我应对工作，但我自己因难以完成工作而深陷内疚之中，精神内耗严重。这实际上分散了我的精力，使我无法专心配合癌症治疗。

我拜访了一位牧师。他让我当天晚上举行一次所谓的大脑"董事会会议"，由我担任主席。他建议我围绕一张虚构的桌子召开董事会，并单独向每个成员发表讲话。我必须解释清楚自己之所以不能全职工作，是因为需要专注于癌症治疗。

当我问及自己应该和谁坐在这张桌子旁开会时，他说应该包括所有在生活中可能影响到我、让我觉得现在的全职工作非常重要的人。我记得当时和他告别时，我私下里认为这是一个疯狂的想法，根本行不通，虽然我会尝试一下。

令我惊讶的是，这个方法确实减轻了我的负罪感和压力。几天后，再次见到他时我当面表示了感谢。所以我现在也建议你，即使认为某件事可能无法缓解压力，也要摒弃成见尝试一下，说不定会有惊喜呢。

以下这些缓解压力的技巧可供参考，如果你对哪个技巧感兴趣，可以试一试，但是记住别带有成见。现在，通过开发和实践这些技巧，我们可以减轻压力，防止其对健康产生负面影响，并提高我们未来应对挑战的能力。我的朋友和前同事阿米特·苏德（Amit Sood）博士是一位压力方面的专家，写了几本关于缓解压力和获得幸福感的书。他说："树木不可能在下雨的夜晚临时扎根，以让自己平安度过一场糟糕的风暴。"

积极的自我对话

自我对话，就是人们每天不断地思索，在脑海中产生源源不断的想法。这些想法可能是积极的，也可能是消极的；有些是有逻辑的和具有理性的认知，有些可能是因为信息缺乏、非理性恐惧或消极信念而造成的错误认知。

我们要进行积极的自我对话，目的是消除错误认知，并用自我关怀和理性、积极的想法予以质疑。记得遵循一个简单的规则：不要对自己说任何我们不会对朋友或亲人说的话。对自己温柔一点儿，经常为自己打气加油。如果脑海中蹦出消极的想法，我们要对其进行理性的评估，并通过陈述自己的优点来予以回应。

不要说"我应付不了"，而应该这样提醒自己，"我以前处理过更严峻的挑战，这次肯定也能处理好"。不要跟自己说，"这是一场巨大的灾难"，而要试着说，"这个困难的确不小，但我可以一步一步地解决"。不要跟自己说，"今天彻底搞砸了"，而要说，"每个人都有搞砸的时候，没什么大不了的，人非圣贤，孰能无过"。

我们可以学习积极的自我对话。这个过程很简单，但需要花时间进行练习。一天之中，短暂地停一下，留意自己在想什么。如果发现自己的想法是消极的，那就用积极的观点来进行反驳。最终，自我对话自然而然地会出现更少的自我批评和更多的自我接纳。我们的想法会变得更加积极和理性，自信心会增强，压力会减小。

发挥乐观的力量

乐观的心态可以减压和促进健康。一些研究表明，乐观的人可以更好地应对重大的人生变故，心肌梗死和过早死亡的风险也较低。

研究还表明，乐观精神可以后天习得。培养乐观精神的最佳方法是每天进行感恩练习。对能够丰富生活并赋予生活意义的事件、经历和各种联系，我们应该了解更多，并以此为基础开始进行感恩练习。

一个简单但有效的方法是，早上醒来后或晚上睡觉前进行感恩练习。在这些时间里，不要纠结于自己的忧虑，试着思考让自己感恩的 3 件事情。也不一定非要是什么惊天动地的大事，它们可以仅仅是给自己带来快乐的短暂时刻：与同事愉快地聊天，看到孩子成绩单上提高的分数，或者令人惊叹的日落景象。

尽情接触大自然

研究表明，花些时间接触大自然可以减轻压力，降低皮质醇水平和血压，提高幸福指数。对许多人来说，森林、湿地、城市公园、花园这样的绿色空间中的声音、景象和气味具有较强的镇静作用,我称之为"森林疗法"。在大自然中散步比走在城市街道上和社区里更容易让人感到内心平静。

具体有什么好处呢?研究表明,户外活动可以大大减轻体内的炎症。如果负责向心脏供血的动脉的炎症减轻,那么发生心肌梗死的可能性就会降低;如果大脑组织中的炎症减轻,那么患老年痴呆的可能性就会降低;如果结肠或肺部的炎症减轻,那么这些区域出现癌变的可能性就会降低。

无论是散步还是坐下来欣赏风景,在绿色空间里待上 10 分钟就能显著改善人的消极情绪并缓解压力。如果想使压力减轻更多,那么就试着在大自然中一次待 20～30 分钟。

增加感官刺激

缓解压力的一个简单方法是增加触觉、嗅觉、视觉、味觉、听觉等感官刺激。可以在办公室挂一张彩色海报或者一张氛围欢快的家庭照片,听一些平静的音乐或海浪的声音,脱掉鞋子,享受脚接触地毯或地板的感觉。

令人愉悦的气味也可以缓解压力。例如,芳香疗法使用的是含有香精的精油,香精来自天然的树叶、花朵或水果。可能有助于放松的精油多提取自薰衣草(有趣的是,人们发现薰衣草对男性具有较强的镇静作用)、牛奶、茉莉、柠檬、橙子等。我们可以在通风口滴一些精油,在手边的纸巾或棉球上滴几滴精油,或者在空气中喷洒一些混合了精油的水,从而为所处空间增加一些具有镇静作用的香味。

几年前，我在工作中将这个方法付诸实践，取得了良好的效果。当时我们医院更换了新的电子健康记录系统，这对我们工作人员来说是一个重大的变化。与其他同事交谈时，我了解到这一改变任务艰巨，会带来巨大压力，因为我们必须在照顾患者的同时快速熟悉这一系统，这好比一边驾驶飞机一边改装飞机。

为了减轻系统转换带来的压力，我决定让自己的办公室成为平静的港湾。我开始在办公室里使用芳香疗法（嗅觉），带了一块漂亮的东方风格的小地毯（视觉），并在下面垫一块厚厚的垫子，这样站在上面（触觉）更舒服。我还订阅了一项音乐服务，随时播放轻松的古典音乐（听觉）。我甚至购买了一个小冰箱，里面放了一些健康的慰藉食物，我可以在下午吃一点儿以满足自己（味觉）。这些改变虽然不大，但在帮助我缓解一整天的压力方面发挥的作用却不小。我注意到同事们也在做同样的事情。有些人甚至走进我的办公室，说："我能坐在这里放松一下吗？"对此，我的回答是："好的，请便。"

乐于帮助他人

当我们陷入烦恼时，最不想做的事情就是帮助他人。但是，关于帮助他人的研究表明，将注意力从自己身上转移到别人身上不仅可以缓解压力，还有利于改善自己的健康状况和获得幸福感。

孩子们还小的时候，连续10多年的感恩节我和妻子都会带他们去当地的公益组织帮忙。他们现在已经成年，他们评论说，行善和花时间为他人服务感觉很好。现在他们认为这样的活动有减压的作用。

我们在社区里帮助他人的方法很多。可以考虑在社区中心帮忙，或者帮助年迈的邻居倒倒垃圾。即使是小小的友善行为，如赞美一个陌生人，也会影响你的态度、观点和心理健康。苏德博士使许多人领会了践行怜悯之心、感恩之心、接纳之心和宽恕之心的重要性，他建议每天都选择一个目标去重点关注一下。

我的一个好朋友在她的儿子死于药物成瘾后感到悲痛欲绝，不知道应该如何应对这种情况。最终，她发现最好的应对方法是在一个救济中心帮忙，为无家可归的人提供食物。帮助这些人能让她很好地面对儿子的死亡。

照顾好自己的身体

正如我们在前面几章中提到的，睡眠、饮食和运动对身体健康至关重要，也会影响我们应对压力的方式。适当的睡眠可以让身体恢复活力，使我们精神焕发，以更好的状态应对一天中的压力。

运动会促使大脑释放化学物质（如多巴胺、血清素、褪黑素和内源性大麻素等神经递质），这些化学物质会让人感觉更快乐、更放松，而不会那么焦虑。

选择健康的食物，限制咖啡因的摄入量。咖啡因含量过高的咖啡、茶或苏打水也会增加压力。

积极地寻求帮助

如果你正在艰难地应对生活中的压力，可以考虑在社区或医疗保健中心参加减压培训班。如果感到压力越来越大或者已经无法正常工作和生活，也可以请医生或心理健康专家提供治疗建议。

有哪些技巧可以减轻压力

想在压力之下保持放松需要多加练习,学会这些方法可以帮助我们保持身心平静。

- **放松呼吸** 以舒适的姿势坐着或躺着,一只手轻轻地放在腹部,另一只手放在胸前。用鼻子慢慢吸气,从 1 数到 4,同时腹部鼓起。屏住呼吸,再数 4 个数。然后慢慢地用嘴呼气,再从 1 数到 4,同时将腹部收回去。把意识集中在呼吸上,坚持几分钟,感受腹部随着每一次呼吸的鼓起和收缩。

- **渐进式肌肉放松训练** 以舒适的姿势坐着或躺着,收下巴,眼睑放松,但不要闭紧。收紧身体某一个区域的肌肉,从 1 数到 5。然后完全放松,换成身体的另一个区域。从收紧和放松脚趾的肌肉开始,逐渐向上延伸到颈部和头部(也可以反着来)。

- **引导想象法** 舒适地坐着或躺着,缓慢、有规律地深呼吸。放松下来之后,想象一个让人平静的地方,即让人感到安全、快乐和舒适的地方。用所有的感官去感受这个美妙的地方。注意自己看到、听到和闻到了什么,手和光着的脚感觉到了什么。5～10 分钟后,渐渐收回意识。

- **生物反馈疗法** 如果你感觉很难放松,可以考虑让医生采用生物反馈疗法。生物反馈疗法是一种可以用来控制身体某些生理活动如心率的技术。采用生物反馈疗法时,会将电传感器连接到身体上,帮助接收有关身体的信息。这种反馈疗法可以帮助人们的身体获得细微的改变，以达到减轻压力的目的。

积极寻求社会支持

虽然我们可以通过养成新习惯来管理压力，但大多数时候我们很难独自应对生活中的挑战。与他人交流是减轻压力和增进健康的有效方法之一。意识到这一点很重要，因为我们生活的时代，有意义的社会联系似乎正在减少，而孤独感却在上升。

如今，大多数美国人都深受孤独的困扰。有报告显示，在 20 000 名受访者中，近一半的人表示，他们经常连续一整天或更长时间与朋友、家人或其他人没有进行任何有意义的面对面的社交互动。

尽管各个年龄段的人都会时不时地感到孤独，但 Z 世代的孤独程度最高，其次是千禧一代和 X 世代。美国部分婴儿潮一代和老年人也觉得孤独，但比例较低。

当我们与社会隔绝时，经常会有孤独感。当不被理解或者与身边的人缺乏共鸣时，我们也可能感到孤独。

为什么社会关系很重要

人类是群居动物，几千年来都生活在狭小而密集的社区环境中，成员之间联系紧密，一起承担日常生活的责任，并肩劳作以求生存。

如今，我们中有些人可能整个周末都没有踏出家门一步。我们可以在网上订购食物，坐在沙发上点播网络平台的娱乐节目，并通过社交媒体相互"联系"。不幸的是，调查结果显示，大多数人觉得自己没有得到足够的社会支持。

这一趋势可能对我们的压力水平和预期寿命都会产生直接的消极影响。研究表明，被社会孤立和长期存在孤独感会缩短寿命，更容易得高血压、心脏病等与压力相关的疾病。

这种对社会支持的需求有时被比作狐獴需求。狐獴这种小动物喜欢群居，当其他狐獴在进食或觅食时，总有一只狐獴用后腿站立起来，四处张望以防范潜在的危险。

与狐獴一样，我们都需要一个照顾我们、信任我们、关心我们、为我们着想的人。他可能是你的配偶或亲人，也可能是你在工作场所或社区中心的朋友，甚至可能是狗或猫这样的宠物。

LIVE YOUNGER LONGER 养宠物有助于减压吗

社会支持可能来自我们生活中的各个角落，包括我们所养的宠物。与喜爱的动物一起生活有很多好处，包括减少压力和孤独感。即使是短暂接触对人友善的动物，也能为我们带来激励和鼓舞。

研究发现，仅仅与猫或狗互动10分钟，大学生的皮质醇水平也会显著降低。有迹象显示，与这些动物待在一起可以降低心率和血压。研究还发现，如果所养的狗有糖尿病，那么其主人得糖尿病的概率会增加35%。当然，这可能是因为养狗的人没有足够的时间遛狗或自己散步。如果没有养宠物，可以考虑在动物收容所做一名志愿者，或者在朋友外出旅行时主动帮助他们遛狗、照顾宠物。

一项针对心肌梗死患者的研究发现，当心肌梗死发作时，在预测患者存活或死亡的各个因素中，通常包括这类简单的问题——有人在乎你的生死吗？你还有什么未了之事吗？如果答案是否定的，那么患者死于心肌梗死的概率要高出两倍。

相比之下，一个强大的社会支持网络在很多方面都对我们有益，包括能够缓冲压力带来的负面影响。即使是来自远方的有意义的视频电话，也会减轻压力，促进心理健康，保护大脑，增强自信，从而帮助我们形成健康的生活方式。

如何使用社交媒体寻求支持

加入聊天小组、在线社区和其他社交媒体，可以帮助人们加强或保持联系，但也会增加孤独感。研究表明，这在很大程度上取决于人们如何使用社交媒体。

如果通过访问社交媒体来弥补社会支持的不足，人们可能会感到更加孤独，幸福感也会大幅降低。他人随便点个"赞"或者对你的在线帖子随意回复，都会让你感到不满或感觉不到支持。社交媒体上浮于表面的互动，会促使你将自己与他人进行比较，由此带来嫉妒感和更严重的抑郁症状。

但是，通过在社交媒体上互动也可以增强或形成健康的社交网络，这种在线互动可能增加你的获得感、支持感和幸福感。与亲密的朋友和新朋友联系，可以帮助你保持甚至加强与他们的联结关系，并使你在需要时可以更容易地寻求他们的支持。

构建有质量的社交网络

一个强大的社交网络中有各种各样的人，包括朋友、家人、同事、邻居和其他熟识的人。我们无论是在工作中度过了糟糕的一天，还是处于接二连三的失败中，抑或被慢性疾病纠缠了一年，这些社交网络中的关系都可以发挥关键作用，帮助我们在艰难时期减轻压力。请记住，质量远比数量重要。虽然有一个由形形色色的人组成的社交网络并与所有人保持联系是件好事，但我们更需要与一些亲密的朋友和家庭成员组成一个小圈子，他们会和我们一起共同面对生活中的风风雨雨，克服各种艰难险阻。

在理想情况下，这个可靠的小圈子可以为我们提供两种类型的支持：情感支持和实际支持。情感支持是"最好的朋友"，它富有同情心，在我们需要发泄情绪或流泪的时候，总是在旁边认真地倾听。实际支持可能来自主动承担家务的配偶，这样我们就可以从漫长的一整天的工作劳累中恢复过来。

有些人可以给予我们以上两种支持，但是我们也会发现，许多人只是擅长其中的一种，不过我们要明白，这种情况是正常的。如果我们期望一个人能够满足自己所有的需求，那我们要么会大失所望，要么会让那个人很累。

经营并形成个人的社会支持网络无论什么时候开始都不算早，也无论什么时候开始都不算迟。以下是一些建议：

拓宽社交圈。如果你想拓宽社交圈，就要试着广撒网，扩大社交范围。想一想，你是不是忽略了那些已经存在于自己社交网络中的潜在朋友？想想那些即使是偶然相识却给你留下良好印象的人。他们可能是你在邻居家中、培训班或公益组织中遇到的人，也可能是你失去联系的老朋友，还可能是通过家庭关系认识的人。

如果有谁给你留下过深刻的印象，你想对他进一步了解，那就联系他，请他喝咖啡或者吃午饭。可以让你们的共同好友或者熟识的人分享他的联系方式，通过短信、电子邮件或见面的方式重新认识一下彼此。与他人交往不要局限于某一种形式或策略，尝试的范围越广，成功的可能性也就越大。

从小互动开始。专注于你可以做的小事，以增强获得感和归属感。可以在超市排队结账时与人交谈，也可以在健身中心与人闲聊一下。保持微笑，与一天中遇到的人进行友好的眼神交流。

主动发出和接受邀请。不要一味地等着被别人邀请，要主动出击。如果第一次邀请没有成功，那就继续努力。如果这个朋友平时很忙，你可能需要温和地尝试好几次，才能使他从繁忙的时光中挤出一点儿难得的空闲时间。探索新友谊的过程也是如此。你可能需要通过多次计划，才能判断出你们俩是否对对方感兴趣。

同样，对他人的邀请应该持开放态度。积极参加家庭聚会、接听电话和回复邮件。积极接受活动邀请，即使这会让你走出舒适区，受点儿累。

因为你永远不知道通往新友谊的大门何时会打开。

参加社区活动。在当地的健身房或社区中心参加一个健身班；在特定活动场所，利用特别活动或见面会主动认识新朋友；在社区的服务项目或组织里做志愿者；在附近的大学或社区教育项目中学习新课程，结识有共同兴趣或爱好的人。

你也可以加入一个自己喜欢的活动团体或俱乐部，报纸或社区公告栏上经常有这些团体的消息。还有不少网站可以帮助你与附近或同城的新朋友建立联系。

保持在线联系。虽然面对面的交流最有效，但社交平台可以帮助你与朋友和家人保持联系。线上支持网络也可能有办法帮助你度过压力重重的困难时期。许多平台都能为有慢性疾病、失去亲人、新手父母、离婚或经历过其他生活变故的人提供帮助。当然，一定要访问信誉良好的平台，并谨慎对待线下见面。

持续表达善意。要想保持能提供支持的人际关系，关键是自身要持续表达善意和提供支持。我们可以把自己和他人的关系想象成一个情感银行账户，每一个善意的行为和每一次感谢都是存入这个账户的款项，而抱怨和压力则会消耗这个账户的存款。

尽量定期跟朋友和家人见面，并在平时与他们保持联系。当和他们在一起时，表现出你对他们的关心。放下手中的手机，询问并了解他们的生活情况。如果朋友或家人分享了他们在困难时期或某些经历的细节，要有同情心，要做到感同身受。应他们的要求你可以提供一些建议，或者就只是静静地认真倾听。

LIVE YOUNGER LONGER

12

第五步：避免吸烟

众所周知，吸烟会损害人的健康并影响寿命，数百万人患有与吸烟相关的疾病。吸烟除了给身体带来危害之外，还会给吸烟者、医疗保健系统和社会造成经济负担。尽管对吸烟的危害进行了警示和教育引导，但吸烟仍然是导致某些疾病甚至死亡的重要原因之一。

" 我的心现在像极了香烟的灰烬。"

弗吉尼亚·伍尔夫（Virginia Woolf）
英国小说家、评论家

众所周知，吸烟会损害人的健康并影响寿命。我们周围经常可以见到"吸烟有害健康"的警示语。几十年来，烟草的危害通过各种形式得以广泛宣传。

好消息是，如今吸烟的美国人越来越少。美国在减少吸烟方面取得了很大的进展，这是其公共卫生领域在过去一个世纪的重要成就之一。这个成就是通过各种"掣肘"吸烟的措施来实现的，包括提高香烟的价格、限制最低购买年龄、规定香烟必须放在收银台后面和减少自动售货机中的香烟供应等措施。

在美国，有14%的成年人是烟民。每天都有数千名18岁以下的青少年首次体验吸烟的感觉，他们中的许多人会发展成长期烟民。此外，许多年轻人已经开始吸电子烟。这些传统烟草替代品的风险仍有待证实。

与此同时，数百万美国人患有与吸烟相关的疾病。吸烟除了会给身体带来危害之外，还会给吸烟者、医疗保健系统和社会造成经济负担。在美国，尽管相关部门和人士已经对吸烟的危害进行了宣传警示和教育引导，但吸烟仍然是导致某些疾病甚至死亡的重要原因之一。

时至今日，人们为何仍然吸烟

即便医学研究已经证明吸烟会引起严重的健康问题，让更多的人得心脏病和肺癌，并产生经济负担，但时至今日，仍然有很多"烟民"。他们之所以走上抽烟之路，甚至从青少年时期就出于好奇或其他原因开始吸烟，大多受以下几方面因素的影响。

媒体影响

20世纪60年代，美国禁止在电视上播放香烟广告，之后有关烟草营销的法规开始出现，并在过去许多年中不断被修订和完善。直到今天，媒体对吸烟的影响力仍不容小觑。研究表明，媒体对青少年是否决定吸烟及吸哪种类型的香烟，都具有很大影响。烟草公司还通过媒体，利用价格优惠和促销活动让尽可能多的人注意到他们的产品。

尼古丁成瘾的影响

大多数烟民都想戒烟，但烟草中的化学物质尼古丁能使人上瘾。吸一口烟后，烟草中的尼古丁在短短的几秒钟内就会到达人的大脑。大脑对尼古丁做出反应，脑细胞会释放多巴胺。多巴胺的作用之一是让人警觉和感到满足，也可能让人感到愉悦，就像肾上腺素激增时给人带来的感觉一样。尼古丁的作用在几分钟之后开始消失，除非接着再抽一支，否则会让人精神紧张和暴躁易怒。

继续吸烟时，脑细胞会迅速做出改变，期待更多的多巴胺，同时人体会逐渐对尼古丁产生耐受，之后必须抽更多的烟才能达到同样的效果。缺少了尼古丁的刺激，身体不能获得想要的多巴胺，就会变得极为难受，继而对尼古丁产生极度的渴望。戒烟会导致戒断反应，这不仅包括头痛、头晕、睡眠障碍等身体症状，还包括易怒、紧张、抑郁等精神症状。

"现代"香烟更易让人上瘾

20世纪上半叶，香烟的外形比现在的简单。后来，厂商为香烟添加了过滤嘴、透气口和香料。然而，多年来这些变化并没有让吸烟变得更安全，而是更具危害性、更加致命，这可能是源于添加的化学物质和现代设计。现代设计使人们吸烟时需要深深吸气，这个动作会将烟雾吸入肺部的更深处。

20世纪50年代，当低焦油香烟问世时，烟草公司往其中添加了氨水，这样可以使吸烟的人更快地吸收尼古丁。在香烟中添加氨水这样的碱性物质，可以促使吸烟者更快地将香烟中的成分吸收到血液中，更容易达到上瘾的效果。因此，低焦油香烟反而更容易上瘾，危害更大。

在烟草的烟雾中，科学家已经鉴定出7 000多种化学物质，而且这些化学物质多是有毒的，其中甚至还包括烟草肥料中的放射性物质。

吸烟的危害

将烟草的烟雾吸入肺部后，烟雾中所含的化学物质会迅速地从肺部进入血液，并随着血液到达全身各处。这些化学物质进入身体后，会在所触及的各个组织中引起炎症。我们之前讨论过炎症，它是癌症、心脏病和脑卒中等非传染性疾病的主要潜在原因。身体的免疫系统负责对抗疾病和抵御侵害，同时也会修复损伤，但持续吸烟就意味着身体一直处于自愈的过程之中。

美国卫生与公众服务部的一份报告将吸烟比作把排水管疏通剂倒在皮肤上，这当然会导致肿痛。如果不断地倾倒，皮肤由于被反复刺激，将无法愈合。人体器官的细胞与皮肤细胞的情况类似。如果不停地吸烟，不仅器官细胞会被损伤得无法愈合，免疫系统也不得不超负荷工作。研究表明，这种超负荷工作可能导致身体任何部位发生病变。

烟草烟雾中的有毒物质还会带来即时的危险，如突然发生血栓、心肌梗死和脑卒中。即使偶尔吸烟或待在烟雾弥漫的房间里，也会带来损伤。

吸烟年限越长，对身体的伤害就越大。吸烟会增大患各种致命疾病，包括癌症、肺部疾病和心脏病的风险。吸烟还会引发一些人们没有关注到的健康问题，如肺结核、某些类型的眼病、胃灼热和免疫系统问题。每多一个因吸烟而死亡的病例，就意味着有20多个人患有与吸烟相关的严重疾病，而这类疾病可能会不断发展并给身体带来严重损害。

癌症

目前，已知烟草的烟雾中含有约70种致癌物质。我们都知道，癌症是一种非常严重的疾病，患癌意味着身体部分细胞会发生变异并疯狂生长。有些变异细胞会扩散到全身，并侵入其他组织。由于这些细胞体积很小，所以有些人在患癌几年后才被最终确诊。

吸烟可以导致身体任何部位和组织发生癌变，这些部位和组织包括：血液、膀胱、宫颈、结肠、直肠、食管、肾脏、肝脏、肺、口腔、咽喉、胰腺、胃等。

吸烟通过改变人体细胞的DNA致癌。DNA是细胞活动的"总指挥"，它控制着细胞的生长和机能。当DNA受损时，细胞会出现异常生长。烟草烟雾也会影响身体对抗癌症的能力。在通常情况下，身体的免疫系统会激活特定的细胞，以消除那些变异的、不正常的细胞。然而，烟草烟雾中的有毒物质会削弱免疫系统的功能，从而导致癌细胞不断生长、分裂和扩散。

肺部疾病

从烟草烟雾进入身体的那一刻起，它所含的有毒物质就开始攻击呼吸道和肺部了。随着时间的推移，清除肺部黏液和污垢的纤毛会受到损伤。当肺部无法自行清理时，就会发出喘鸣声。此外，肺部在吸气时通常会扩张，呼气时会收缩，但长期吸烟会损害其柔韧性。

吸烟是导致慢性阻塞性肺疾病的主要原因。慢性阻塞性肺疾病是一种具有气流阻塞特性的、与呼吸相关的疾病，包括肺气肿、慢性支气管炎和某些类型的哮喘。

心脏病和脑卒中

吸烟会导致心脏病和脑卒中。血管能马上对烟草烟雾中的有毒物质做出反应。烟雾进入肺部后，有毒物质通过血液快速传播，导致血压上升、心率加快。吸烟还会对心脏和冠状动脉造成影响。

长期吸烟会提高血液中甘油三酯的含量，同时降低"好"胆固醇的含量。吸烟会损伤血管内皮，导致动脉变厚、变窄，使血管中的脂肪、胆固醇、钙和其他物质堆积，血液会因此变得浓稠，而由此出现的血栓会阻碍血液流向心脏和大脑，甚至导致死亡。

生育问题

如果你想生儿育女，吸烟可不是个好事情。吸烟不仅会影响人的生育能力，还会影响胎儿和婴儿的健康。

研究表明，吸烟会影响激素分泌，使女性难以受孕。怀孕期间，吸烟会导致流产、早产，甚至使胎儿出现生理缺陷。吸烟的孕妇更有可能产下体重不足的婴儿，而且孩子出生后得婴儿猝死综合征的概率也会增加。

对男性来说，吸烟是造成性功能障碍的元凶之一。有性功能障碍的男性不能获得正常性功能所需的勃起。研究表明，吸烟还会损害男性精子中的 DNA，这可能影响生育能力，还可能导致流产、造成孩子先天性缺陷。

其他有害影响

吸烟引起的其他主要疾病有：

- **2 型糖尿病**　严重时可能导致截肢、失明和肾衰竭。
- **自身免疫性疾病**　如类风湿性关节炎，这会使健康细胞遭到攻击，引起关节疼痛和肿胀。
- **眼部疾病**　包括老年性黄斑变性和白内障等。
- **消化系统疾病**　包括胃灼热（胃酸反流）、胃溃疡和克罗恩病。

二手烟、三手烟与电子烟的危害

吸烟显然是有害的。但是，烟草烟雾中的各种有害物质可以通过吸烟以外的其他方式进入身体并带来危害。

二手烟的危害

二手烟既包括烟草燃烧直接产生的烟雾，也包括吸烟者吐出的烟雾。研究表明，二手烟中的化学物质与吸烟者吸入的有毒、致癌的化学物质并无二致。二手烟没有安全等级，即使在二手烟环境中待较短的时间也是有害的。

可以通过以下方式使自己免受二手烟的侵害：

- 在家里、车里或孩子在场时不吸烟。
- 避免在室内吸烟。仅仅依靠开窗通风或者使用空气净化器是不够的，房间里的烟雾可能需要 3 小时才能清除干净。
- 避开有人吸烟的区域和公共场所。

三手烟的危害

吸烟者甚至无须点燃烟草就可以置周围的人于危险之中。二手烟是指烟草燃烧产生的烟雾或者吸烟者吐出的烟雾，三手烟是指随烟雾附着在衣服、头发、墙壁和其他物体表面的有毒残留物。如果有人触摸到或吸入这些残留物，它们就会进入其体内。

年幼的孩子，尤其是他们的父母是烟民的话，很容易接触到三手烟。

即使在室外吸烟，烟雾也会附着在吸烟者的衣服和头发上。当孩子坐在父母的腿上时，很容易吸入或接触到父母衣服上的三手烟。尽管三手烟对健康的直接影响尚不明确，且毒性不高，但长期接触这些残留的化学物质仍旧让人担忧。

即使戒烟之后，三手烟的后续影响也可能会在家中持续数月甚至数年。为了减少三手烟危害，可能需要清洁全屋、重新粉刷墙壁，或更换地板、地毯及其他受到影响的装修材料。在购买或租房之前，要询问之前的房主是否经常在室内吸烟。

雾化烟的危害

吸食雾化烟是指使用电子烟和其他电子雾化装置。这些装置有时被称为电子香烟、电子水烟、机械电子烟、电子烟笔等。如果你使用过或正在考虑使用电子烟，可能很想知道雾化烟是不是更安全或更健康的选择，以及是否对戒烟真的有帮助。

大多数电子烟使用烟弹或烟荚来容纳液体，这种液体被称为电子烟油或电子雾化液。这种液体通常含有尼古丁、香料和其他能产生气溶胶的化学物质，有的液体可能含有有害物质，如四氢大麻酚。电子烟通过加热液体以产生气溶胶，气溶胶被吸食后会进入肺部。

安全性如何　电子烟方便易得、操作简单，通常被认为是无害的。但也有与电子烟相关的肺部损伤病例，其中大多数损害都涉及含有四氢大麻酚的产品。美国疾病控制与预防中心及食品药品监督管理局建议人们不要使用含有四氢大麻酚的电子烟。如果你吸食了电子烟，一定要注意有没有咳嗽、气短、胸痛等症状。如果担心自己有健康问题，请及时就医。

通常认为含有尼古丁的电子烟对青少年、年轻人或孕妇有害。尼古丁会损害儿童、青少年的大脑，对发育中的胎儿也有害。儿童甚至成年人会因吸食或皮肤、眼睛接触电子烟油而中毒。吸电子烟的人吸入和呼出的气溶胶可能含有有害的和潜在有害的物质。

使用电子烟还容易造成尼古丁成瘾。上瘾的人可能长期吸电子烟（其危害尚不明确）或者转而吸传统香烟。研究表明，青少年吸电子烟的人数呈上升趋势，这也可能造成了传统香烟的消费量增加。

对戒烟有帮助吗　电子烟作为戒烟的辅助手段，并未得到官方机构的认可。测试电子烟能否帮助人们戒烟的研究结果也不一致。少量研究表明，通过使用含有尼古丁的电子烟戒烟在少数条件下会有一定效果。但电子烟在戒烟的安全性和有效性上到底如何，尤其是从长远来看的话，需要更多的证据来证明。

到目前为止，还没有证据表明电子烟是安全的。在帮助人们戒烟方面，电子烟也并未比经过官方认可的、经过安全测试的药物更有效。

出于这些考虑，在妙佑医疗国际，我们不建议吸电子烟。如果一定要使用电子烟来戒烟，请记住自己的目标是彻底戒烟。此外，我们不推荐同时吸含有尼古丁的电子烟和传统香烟。

雪茄的危害

香烟是用纸包裹烟丝制成的，雪茄是用发酵的烟叶卷制而成的，这使雪茄具有不同于香烟的口感和香味。许多人认为抽雪茄比抽普通香烟显得更老成，危害也更小。

然而，这一观点根本就是无稽之谈。一支大雪茄所含的尼古丁的量和一包香烟一样多，而且雪茄含有与香烟相同的致癌成分，并不是香烟的安全替代品。

空气质量

说到健康，有一个常被忽视却很重要的因素，那就是我们所呼吸的空气的质量。空气污染是当今世界主要的环境风险因素，在全球范围内已造成数百万人死亡。虽然自20世纪90年代以来，美国在改善空气质量方面取得了长足的进步，但挑战依然存在。如果我们能正确地认识和理解所面临的空气污染所造成的风险，就能更好地保护好自己和亲人。

说到空气污染，对人的健康最有威胁的是颗粒污染物（简称颗粒物），指的是空气中悬浮的固态或液态的微小颗粒或碎末。颗粒污染物的来源很多，森林火灾、道路扬尘、发电厂、工业设施都会直接排放颗粒物。燃煤发电厂和汽车排出的尾气在阳光和水蒸气的作用下也会形成颗粒物。

吸入颗粒污染物会对人的健康产生有害影响。农场、干涸的河床、建筑工地和矿山周围的灰尘中含有较大的颗粒物，这些颗粒物会刺激人的眼睛、鼻子和喉咙。直径不到头发丝直径1/30的微小颗粒物对人的健康危害更大，它们会深入肺部，影响呼吸系统和循环系统。

颗粒污染物对每一个人都有影响，但对部分人的困扰更大：有心脏病或肺部疾病（包括哮喘）的人最有可能受其影响，老年人、婴儿和儿童也深受其害。此外，长期接触颗粒污染物的人得心肺疾病的风险更高。

如何成功戒烟

无论烟龄多长，戒烟都会在瞬间改善人的健康状况（见图12-1）。戒烟可能很困难，但好在有已经获得实践检验的治疗方法和策略可循。

人们普遍发现，将多种戒烟方法结合起来效果更好，特别是心理咨询和药物的结合。戒烟时不要轻言放弃，大多数人在成功戒烟之前，都经历了很多次尝试。

药物辅助

药物可以使戒烟的成功率增加一倍以上。药物可以减轻尼古丁戒断反应的强度，并有助于抑制吸烟的冲动。虽然尼古丁戒断反应不会带来健康问题，但会让人感到不舒服，通常在戒烟第一周的感觉最糟。

戒烟药物既包括尼古丁替代疗法中的贴片、口香糖、含片等，也包括处方药中的吸入剂、鼻喷雾剂等。这些药物只含有少量的尼古丁，没有烟草烟雾中的其他有害物质，有助于戒断和缓解烟瘾。多种疗法结合使用有助于提高戒烟的成功率。例如，结合使用长效贴片和短效口香糖或含片，比只使用其中的一种效果更明显。有些处方药也可以帮助缓解戒断反应和抑制烟瘾。

心理咨询

心理咨询有助于成功戒烟，能帮助戒烟者应对戒烟带来的戒断反应、烟瘾发作、额外压力、情绪变化和其他挑战。心理咨询有多种方式，包括与医疗保健专业人员一对一咨询、加入互助小组、线上咨询等。通过戒烟热线可以与训练有素的戒烟顾问交谈,想要戒烟的人可以获得实用信息及其推荐的其他资源。

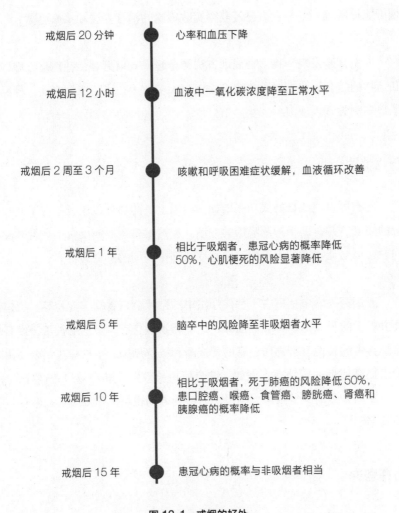

图 12-1　戒烟的好处

当一个人下定决心戒烟,抽完最后一支烟后,在不到 20 分钟的时间里,他的身体就会开始出现一系列有益于健康的变化。戒烟持续较长时间后,便会对身体产生显著的有利影响。

其他行之有效、利于成功戒烟的措施还包括：

- 设置明确的戒烟日期。
- 与专业的医疗保健人员交流，他们知道运用什么方法可以安全有效地实现戒烟目标。
- 寻求社会支持，向家人、朋友和其他戒烟者寻求支持，或者加入本地或线上的互助团体。
- 了解到底是什么原因引发了自己吸烟的欲望，有针对性地改变自己的日常生活习惯，以此来抑制吸烟。
- 练习应对策略，如深呼吸、冥想或运动，把注意力从吸烟上移开。
- 保持积极乐观的心态，提醒自己成功戒烟后身体会变得更健康、更强壮。

戒烟的积极趋势

美国成年人的吸烟率已降至历史最低水平。这一巨大成就要归功于几十年来美国提高认识、制定公共卫生政策和实施行之有效的戒烟方法。自20世纪60年代以来，通过种种努力，美国成年人的吸烟率至少降低了2/3。

美国食品药品监督管理局力图保持这一趋势，正在努力使人们尽可能地少抽烟，并支持研发新的尼古丁替代疗法。与此同时，保护儿童免受烟草和电子烟危害的工作也正在推进。

但事实上，吸烟仍是当下导致美国人死亡或生病（但可以预防）的主要因素之一，我们试图阻止更多的人得与烟草相关的疾病，但这项工作尚未完成。如果想让更多的人健康长寿，就看这项工作的成效了。

LIVE YOUNGER LONGER

13

第六步：适度饮酒

酒很特别，因为人们既把它当作食物，又把它当成药物。作为食物，它能提供热量，从而让人恢复体力；但作为药物，它会让人神志不清，并对情绪和协调能力等造成影响。一些研究表明，少量饮酒可能对心脏有益，但过度饮酒会对身体健康和社会造成危害，这是尽人皆知的事实。

> 饮酒的利弊兼而有之,关键是要适度。

一段长长的美妙人生充满了让人感恩和值得庆祝的美好瞬间，如一场备受期待的婚礼、顺利达成一项重要的商业交易、结束漫长一周的工作。几千年来，在世界的每一个角落，人们通常都会举杯共饮来庆祝这些特殊的时刻。事实上，人类酿酒的历史十分悠久。很久以前，人们认为喝酒比喝水对健康更有利，因为酒具有抗菌特性，也很解渴。

如今，酒仍然是社会文化的重要组成部分。在美国日常的经济活动中，酒水消费达数十亿美元。饮酒是很多社交活动的中心环节。人们习惯在附近的酒吧畅饮，或者在家庭聚餐时共享一瓶红酒。人们聚在一起，通过饮酒共同庆祝，一起放松，联络感情。

酒很特别，因为人们既把它当作食物，也把它当成药物。作为食物，它能提供热量，从而让人恢复体力；但作为药物，它会让人神志不清，并对情绪和协调能力等造成影响。虽然人们可以把酒作为快乐和放松的载体，但过度饮酒会对身体健康和社会造成危害，这是尽人皆知的事实。

对研究人员来说，从长期来看，饮酒是具有挑战性的生活方式之一，需要进一步研究其影响。在众多因素中，很难确定到底是饮酒，还是性别、年龄、基因、压力、睡眠习惯、日常饮食、运动等对人体造成了影响。

尽管如此，一些研究表明，少量饮酒可能对心脏有益。本章对饮酒的好处和风险进行了详细的分析，并提出了一些建议，旨在帮助读者做出有利于身体健康和精神愉悦的正确选择。

适度饮酒与酗酒的界限在哪儿

了解适度饮酒和酗酒的区别对我们研究饮酒的风险和益处非常重要。

如果一个健康的成年人想喝酒，建议一定要适度。适度饮酒带来的风险相对较低。对健康的成年女性来说，"适度"指每天不超过 1 杯（1 杯的量，见图 13-1），每周不超过 7 杯。对健康的成年男性来说，建议每天饮酒不超过 2 杯，每周饮酒不超过 14 杯。

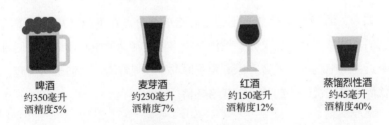

啤酒　　　　麦芽酒　　　　红酒　　　　蒸馏烈性酒
约350毫升　约230毫升　约150毫升　约45毫升
酒精度5%　酒精度7%　酒精度12%　酒精度40%

图 13-1　"1 杯酒"的量示意图（约含 14 克酒精）

然而，如果饮酒过量，就可能给身体带来危害。无论是在某个场合还是在某段时间内，酗酒都有风险。女性每周饮酒达 8 杯以上，男性每周饮酒达 15 杯以上，就可视为酗酒。酗酒的定义包括纵酒，即女性每次喝 4 杯及以上，男性每次喝 5 杯或更多。

很多人都没有关于饮酒的安全意识，不会在饮酒前咨询医生，确认自己是否有以下情况：

- 正在服用某些可能与酒精相互作用的药物。
- 被诊断为酒精中毒或酒精成瘾，或者有酒精中毒家族史。
- 怀孕或者正在备孕。
- 有过出血性脑卒中（大脑中的血管渗血或破裂）。
- 有肝脏或胰腺疾病。
- 得过某些类型的癌症，如乳腺癌。
- 心力衰竭，或者被诊断为心脏功能弱。

适度饮酒有什么好处

饮酒真的对健康有好处吗？这个问题让我想起了研究人员观察到的关于酒精摄入的 U 形曲线（见图 13-2）。U 形曲线支持了这个结论：成年人适量饮酒确实对健康有利。研究表明，女性每天饮用约 90 毫升的红酒，男性每天饮用约 150 毫升的红酒，有助于身体状态处于 U 形曲线的最低处。U 形曲线的最低处代表死亡的可能性最低。

适量饮酒对身体有益的具体原因尚不清楚，也许与酒精对身体的放松作用有关，或者与通过暂时扩张动脉血管以降低血压这一机理有关，因为血管越粗，血压越低。

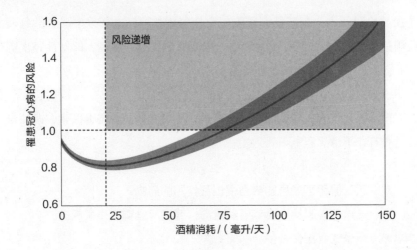

图 13-2　饮酒的 U 形曲线

尽管这项研究仍然存在争议，但大多数研究发现，少量和适度饮酒可能对心脏有保护作用，而酗酒会增大患心脏病和过早死亡的风险。这就形成了一个看起来像 U 形或 J 形曲线的对应关系。

资料来源：*Journal of Internal Medicine*。

喝什么种类的酒重要吗？可能不重要，更重要的是喝的量是多少。虽然红酒、啤酒或烈性酒酿造原料不同，但同样都含有乙醇。乙醇是酵母分子在分解碳水化合物（发酵过程）时产生的。按照传统，用葡萄来酿造红酒，用大麦芽和小麦芽来酿造啤酒，用不同的作物酿造不同类型的烈性酒，如波本威士忌（玉米）、杜松子酒（杜松子果）、伏特加酒（土豆）。

一些研究表明，与滴酒不沾和酗酒相比，适量饮酒可能有不少好处，比如：

- 降低患心脏病和死于心脏病的风险。
- 可能降低发生缺血性脑卒中（当通往大脑的动脉变窄或堵塞，导致血流量严重减少）的风险。

- 可能降低患糖尿病的风险。

然而，很多研究人员质疑这一结果。几乎所有关于生活方式的研究，包括饮食、运动、咖啡和酒精等方面，都依赖于个人对自己多年生活习惯的回忆。这些研究可能只能表明健康与饮酒之间存在关联，但不一定存在必然的因果关系。健康状况良好的成年人可能更愿意参加社交活动并适量饮酒，但不能简单地认为是饮酒让他们更健康。

因此，专家们对是否应该提倡适量饮酒仍颇为犹豫，对喝多少酒算超量且有害健康也未达成一致。此外，对不同年龄的人而言，饮酒的利与弊之间的界限可能也不尽相同。

适量饮酒到底是否有益健康，还必须权衡酒精对身体其他方面的影响，如饮酒可能引发肝脏问题和癌症。还有，对于不易患心脏病的年轻女性来说，饮酒可能使她们患相关疾病和乳腺癌的概率有所增大，这可能超过了饮酒对心脏的潜在好处。

酗酒的代价

饮酒量越大，健康风险也就越大。饮酒过量从短期和长期来看，都会对身体健康造成不利影响。

短期健康风险

酗酒可能导致以下问题：

- **受伤** 酗酒会引起交通事故、摔伤、溺水、烧伤等意外伤害。

- **暴力** 酗酒增加了行凶、自杀、性侵犯、家庭暴力等暴力行为。
- **中毒** 过量饮酒会导致酒精中毒，这可能造成生命危险，也会导致滥用阿片类药物，并引起中毒。
- **性传播疾病和意外怀孕** 酗酒的人更有可能做出无保护的性行为，并寻找多个性伙伴，这会增大性传播疾病和意外怀孕的风险。
- **出生缺陷** 孕期酗酒会造成胎儿酒精综合征，这可能导致伴随孩子终生的生理、心理和行为问题。

长期健康风险

长期酗酒会产生严重的后果，是美国可预防性死亡的主要原因之一。事实上，与吸烟、营养不良和缺乏运动一样，酗酒被认为是可预防性慢性疾病的主要风险因素。众所周知，长期酗酒会导致以下健康问题：

- **脑损伤** 长期酗酒可能引起人的脑部病变。脑损伤可能是酒精对大脑直接产生影响的结果，也可能是整体身体状况不佳或严重肝病间接造成的结果。脑部病变还会影响人的记忆力和心理健康。
- **高血压** 乙醛是酒精经身体代谢后产生的一种化合物，人们容易将其和甲醛混淆。乙醛对动脉的影响类似于甲醛，它会"腌制"动脉，或者说使动脉变得僵硬，使血压逐渐升高。所以即使血压只有小幅上升，心脏每次跳动只是多费了一点点力，但心脏平均每天跳动约10万次，累积起来就会极大地增加心脏负荷。
- **心脏问题** 酗酒和纵酒会损害人的心脏，引起心室肥厚或扩张，导致心肌病，还会导致心律不齐、高血压、心力衰竭或脑卒中。由于酒精对心肌和电传导系统具有明显的毒性作用，所以任何剂量的酒精都会造成心律不齐。

- **肝病**　肝病主要是由酒精引起的。肝脏在消化过程中承担分解酒精的任务。酗酒会造成肝损伤，导致肝肿大及各种问题。这些问题包括肝脏脂肪增加（脂肪肝）、肝脏炎症（酒精性肝炎）。长期来看，酗酒还会造成肝细胞坏死，并形成肝硬化等。
- **消化问题**　酗酒会引起胃部和胰腺发炎，造成胃黏膜和食管溃疡，还会干扰维生素和其他营养素的吸收。
- **癌症**　有确凿证据表明，饮酒与头颈癌、食管癌、结肠癌、直肠癌、肝癌、乳腺癌等多种癌症有直接关系，而且饮酒量越多，风险就越高。酒精已经被美国卫生与公众服务部列为已知的具有致癌作用的物质。
- **性功能和月经问题**　酗酒会导致男性勃起功能障碍和女性停经。
- **免疫系统功能减弱**　酗酒会削弱人的免疫系统的功能，使人们更容易得各种疾病，如肺炎、肺结核。酗酒会降低人体的抗感染能力，即使是在饮酒 24 小时之后，酒精对免疫系统仍存在消极影响。

避免 3 种饮酒方式

如果不能避免饮酒，请特别注意选择饮酒的时间和方式。显然，我希望每个人都不要酗酒，但如果万不得已，我会避免以下 3 种情况，因为这 3 种情况使我们偏离了有益健康的饮酒原则。

无意识饮酒。我指的是不假思索地习惯性饮酒。对有些人来说，在周末可能会产生饮酒的欲望。我给出的建议是，往同一个杯子里间隔倒入不含酒精的饮料，这样通常会使饮酒量减半。如果为了解渴，那么就选择喝一杯不含酒精的饮料，不要用喝酒去解渴。如果因为喜欢酒而喝酒，比如想品鉴一杯上等红酒，请记住，我们舌头上的 2 000～4 000 个味蕾，只需要大约 20 滴酒就可以完全覆盖。就品尝味道而言，如果量太多的话，任何东西都是浪费的。所以，喝酒时最好小口小口地品，而不是大口大口地喝。

掺杂饮料饮酒。 有人喜欢将含有多种成分的饮料与酒调制在一起饮用。喝鸡尾酒或其他混合酒精饮料是一种有趣的庆祝方式，但要注意，这些饮料通常比其中的酒精所含的热量要高。如果养成了喝这类混合酒的习惯，会引起不必要的体重增加问题。而且，有些饮料还含有不健康的化学添加剂。

成瘾性饮酒。 当我们对酒精产生依赖时就会上瘾，这包括化学依赖和情感依赖，或者两者兼而有之。成瘾性饮酒是一个很大的问题，因为一旦到了这个程度，我们就很难控制自己的酒精摄入量。如果你对酒精上瘾，那就意味着在生活中离不开它，这对健康极为不利，你应该及时寻求专业帮助。

如果担心自己可能饮酒过量，可以试着在一个月内坚持每天只喝一杯。如果你很难做到，那就可能真的有问题了，你应该立即寻求帮助。

喝酒并非没有任何风险。如果你本来不喝酒，就不要因为那些潜在的健康益处而刻意喝酒。如果只是少量饮酒或者坚持适量饮酒，而且你的身体一直是健康的，那么只要你能理性地控制自己，喝点儿酒也无妨。

饮酒为什么会上瘾

饮酒的风险之一是它可能使人产生依赖性，导致酒精使用所致障碍。酒精使用所致障碍包括能引起酒精中毒的酒精滥用。这是一种极不利于身体健康的酒精使用模式，包括以下症状：难以控制饮酒，沉溺于饮酒；出现问题后仍然继续饮酒，必须不断加量才能获得同样的效果；当大幅减少饮酒量或停止饮酒时，出现戒断症状。如果因为饮酒习惯导致自己在日常生活中反复出现各种问题，并感到痛苦，那很可能是有酒精使用所致障碍。

酒精使用所致障碍的程度可能从轻到重。然而，即使是轻微的疾病也可能加重并导致严重的健康问题，因此尽早治疗非常重要。如果觉得自己有时饮酒过量，或者因为饮酒导致了健康问题，或者自己的饮酒习惯让家人担心，那就与医生谈谈吧。当然，你还可以与心理健康方面的专业人士谈一谈，或者向戒酒公益组织、戒酒自助小组等团体寻求帮助。

LIVE YOUNGER LONGER

14

如何做好体重管理

  身体的脂肪累积到一定程度就会危害身体健康。体重增加得越多,就越影响健康长寿。健康专家普遍认为,身体超重对健康不利。在临床研究中,专业人士认为身体质量指数超过 30 千克 / 米^2 就可以定义为肥胖。

> 不良的日常生活习惯久而久之可能导致超重,但好的生活习惯也可以帮助减肥。

肥胖是美国的一大健康问题：儿童肥胖率处于历史高位，2/3 的成年人超重，1/3 的成年人被认定为肥胖。

如今，高热量食物随手可得，商业广告对人们狂轰滥炸。大部分人工作时久坐不动，各种社交活动不计其数。在这种情况下，人们的体重迅速增加是再自然不过的事了。

身体的脂肪累积到一定的量就会危害身体健康。体重增加得越多，影响健康长寿的问题也就越多。健康专家普遍认为，超重对健康不利。在临床研究中，肥胖被定义为身体质量指数（body mass index，BMI）超过 30 千克/米^2，与心脏病、脑卒中、糖尿病、某些癌症、消化道疾病、肝脏疾病、不孕不育、性功能障碍、阻塞性睡眠呼吸暂停综合征、关节炎的发病率升高密切相关。事实上，肥胖与给我们造成困扰的所有疾病都有关，还会导致较高的过早死亡率。

拥有正常的体重对健康很重要，但也不应该为了达到这个目标而罔顾其他。如果能综合采用前面章节中讲述的所有方法，会有助于我们实现和保持健康的体重。如果在饮食、运动、睡眠、压力管理、吸烟和饮酒方面改变自己的习惯，超重状况也会随之得到改善。

你的体重健康吗

结合既往病史和数项检测结果，可以判断减掉一些体重对身体是否有益。有时即便体重只减轻一点儿，也可以降低患心脏病、糖尿病等疾病的概率（图14-1所示为美国不同人群中处于糖尿病前期的人的比例）。

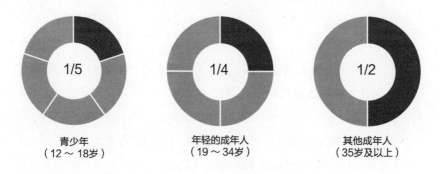

图14-1 美国不同人群中处于糖尿病前期的人的比例

根据美国疾病控制与预防中心的预测，美国有8 600万人处于糖尿病前期，但只有900万人真正意识到自己的病情。从这些数据可以看出，美国目前糖尿病的汹涌之势几乎难以避免，而这种趋势很大程度上与超重有关。

资料来源：美国疾病控制与预防中心。

身体质量指数

19世纪，比利时数学家、天文学家和统计学家阿道夫·凯特勒（Adolphe Quetelet）提出了凯特勒指数，计算公式为：体重÷身高^2（体重单位：千克，身高单位：米），用以衡量人的体重是否"适中"。许多年后，保险理赔员开始注意到，超重的投保人死亡率偏高，研究人员也更加关注体重与心脏病之间的关系。于是，体重与身高之间的关系再次引起了人们的重视，这个指数正是今天的身体质量指数。

想了解自己的身体质量指数是否健康，很简单，先测出自己的体重和身高，然后按照本书附录中的"身体质量指数对照表"来确定是否处于正常范围。

当然，仅仅依靠身体质量指数并不能断定一个人的身体健康与否，但可以判断其是否需要减肥。研究表明，身体质量指数为 18.5～24.9 千克/米^2 被认为是健康的，在这种情况下减肥对改善健康状况通常没有明显作用。身体质量指数为 25～29.9 千克/米^2 就是超重，如果在 30 千克/米^2 或者以上，就属于肥胖。

人的身体质量指数越高，与体重相关的健康风险就越高。如果身体质量指数达到 25 千克/米^2 以上，通过减肥就很有希望改善健康状况，除此之外还能有效预防与超重相关的疾病。如果身体质量指数低于 18.5 千克/米^2，就可能是体重不足，需要想办法增加热量摄入。

身体质量指数的使用存在一些缺点，比如用身体质量指数预测因肥胖得病的准确性并不一定很高。身体质量指数无法判定骨密度、肌肉质量、体脂率等影响体重的因素。例如，如果仅仅按照身体质量指数来判断，运动员或健美运动员因为拥有健壮结实的肌肉，身体质量指数通常偏高，可能被归于肥胖人群。

另外，身体质量指数并不总是能反映人的体脂量。随着年龄增长，人的体脂量会增加，而肌肉量会下降。虽然我们的身体质量指数可能保持不变，但肌肉与脂肪的比例不如之前那样处于健康的数值范围内了。例如，2019 年的一项研究发现，身体质量指数正常但体脂率较高的女性，绝经后更容易得浸润性乳腺癌。换句话说，体重"健康"的人，体脂水平可能不健康，也可能因此引发其他问题。

腰围

脂肪积聚在身体的部位对人体健康的影响至关重要。有些人的脂肪主要集中在腹部，腹部多赘肉。腹部赘肉的问题在于脂肪不只是集中在皮下组织（皮下脂肪），还大量附着于腹部的内脏器官上。

一个人即使身体质量指数大致正常，但内脏脂肪不断堆积的话，也会更容易患心脏病、糖尿病、睡眠呼吸暂停综合征、高血压、性功能障碍和某些癌症。如果身体质量指数为 25 千克/米^2 以上，腰围超过正常标准，患病风险就更高。体脂的分布特点基于遗传，但也受年龄和后天行为习惯影响。许多女性注意到，随着年龄的增长，即使在体重没有增长的情况下，腹部脂肪也会增加。这可能是由于影响体脂分布的雌激素水平下降所致。

酗酒会导致腹部出现赘肉或"啤酒肚"，但这并非只是啤酒引起的。酒精作为一种加工过的碳水化合物，含有大量热量，因此任何种类的酒喝太多的话都会导致体重增加。

根据腰围数据可以判断自己是否腹部脂肪过多（有关测量腰围的详细信息，请参阅附录中的"腰围对照表"。一般来说，在正常数值范围内，腰围越小，健康风险越低。如果女性腰围超过 35 英寸（约 89 厘米），男性腰围超过 40 英寸（约 102 厘米），则表明有更高的健康风险。

腰臀比

另一个具有参考意义的指标是腰臀比（waist-to-hip ratio，WHR），它能比较准确地帮助预测疾病。可以让医护人员帮助测量腰臀比，也可以自己动手测量（参见附录中的"腰臀比对照表"）。

根据世界卫生组织的数据，男性腰臀比不高于 0.9、女性腰臀比不高于 0.85 才对健康有利。无论男女，腰臀比达到或高于 1.0，就更有可能患心脏病和其他与超重有关的疾病。

研究发现，在预测 75 岁以上人群死亡率方面，腰臀比比腰围和身体质量指数更科学、更准确。一项有五大洲人员参与的研究发现，如果使用腰臀比而非身体质量指数来定义肥胖，那么全球面临心肌梗死的人数会增加 3 倍以上。

相对于体重，体脂率的数据可能更具参考意义，但体脂率需要依靠复杂的医疗设备来测量，有诸多不便。腰臀比因为考虑了身体结构固有的个体差异，相对于单一的身体质量指数或腰围来说更具优势。因此，身体质量指数相差很大的两名女性的腰臀比却可能相同，或者身体质量指数相同但腰臀比又迥然不同。

既往史及生活习惯

从既往史及生活习惯可以知道一个人的健康状况及其与体重之间的对应关系：

- 是否有高血压、糖尿病、心脏病、睡眠呼吸暂停综合征、性功能障碍、骨关节炎，或血脂（胆固醇和甘油三酯水平）异常？
- 成年后体重增加是否超过了 4.5 千克？
- 是否吸烟、暴饮暴食、每天喝两杯以上的酒，或平时疏于运动？

评估体重

如果你对以上任何一个问题的回答为"是"，同时又超重或者肥胖的话，减肥很可能对你的健康有利。如果你已经属于过度肥胖，那么哪怕只减掉几千克也可能改善你的健康状况。依据自己的身体状况减去占体重 3%～10% 的赘肉，可以改善许多与超重相关的疾病，如糖尿病、高血压、高胆固醇、睡眠呼吸暂停综合征。如果多余的脂肪主要堆积在腰部，哪怕减去四五厘米腰围，也有希望能降低血压并预防多种疾病。

节食对减肥有帮助吗

总有些人试图通过节食来达到减肥的目的，他们被快速减肥或彻底清除身体毒素的承诺所诱惑，总是抱着一线希望，相信这一次自己的节食努力一定会成功，自己会奇迹般地减掉那些赘肉。

多年来，从神奇的单一成分，到复杂的菜谱和饮食计划，人们对苗条的渴望支撑了整个健康饮食产业，但是人们的体重却只增不减（见图 14-2）。在美国以及世界的其他地方，超重和肥胖现象越来越严重。

原因是什么呢？短期的节食无法长期保持减肥效果。对各种流行的节食方法的分析表明，尽管有些节食方法的确可能会使人在前 6 个月成功减肥，但一年过去后，体重会恢复如初。一般来说，刚开始节食时体重减得越快，随后体重的增幅和增速也就越大。

流行的节食方法吸引的不仅仅是消费者。医疗科研人员也热衷于寻找减肥的方法，他们研究了各种减肥计划，想看看这些计划是否有效。其中，有两种受到医学界关注的节食方法：低碳饮食法和限时饮食法。

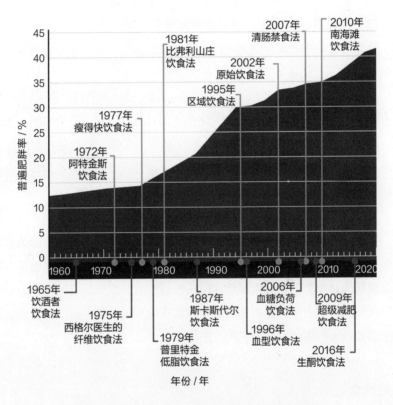

图 14-2　美国 20～74 岁成年人的肥胖率和饮食模式

过去半个世纪流行的节食方法未能遏制美国肥胖率的上升趋势。

资料来源：National Health and Nutrition Examination Survey, Library of Congress; PubMed。

低碳饮食法

避免摄入碳水化合物，偏爱蛋白质和脂肪，这被称为低碳水化合物饮食方式（低碳饮食法），这种方法已经风靡美国。许多研究表明，这种饮食方式有利于减肥。如果能够做到减少糖、超加工食品等高热量食物的摄入，就能取得较好的效果。

然而，许多低碳饮食计划用肉类尤其是熏肉中的蛋白质来取代全谷物、豆类等食物中的重要膳食纤维。我们已经知道，这会导致全身发生炎症反应。

事实上，吃太少或太多的碳水化合物都对身体不利。研究表明，碳水化合物摄入量最好占人体摄入总热量的50%。需要注意的是，人们需要的是健康的碳水化合物，如全谷物、蔬菜、水果、豆类和豆类蔬菜中所含的碳水化合物。

因此，尽管低碳饮食法有利于减肥，但如果饮食以肉类为主的话，对人的健康益处就会大打折扣。我们吃汉堡时如果把面包片取出来扔掉，可能在短期内会令自己的体重降低，但从长远来看，这无法有效降低患心脏病的风险。研究表明，低碳水化合物和富含饱和（动物）脂肪的饮食，实际上会增加人们患心脏病的风险，缩短寿命。

限时饮食法

有研究表明，限时饮食、间歇性禁食等与时间有关的饮食模式可能会有减肥效果。这些模式要求只在特定的时间或特定的日子进食，并被赋予了时髦的称谓，如"隔日禁食""5∶2饮食（每周5天正常饮食，另外

2 天将摄入的热量限制在 500 卡路里左右）"，或 "11-7 饮食（只在上午 11 点到晚上 7 点之间进食）"。

这些饮食方式并不完全是新创造的。在很久以前，如果食物供应稀缺，我们的祖先可能不得不饿上好几天才能吃上一顿饭，并依靠这种能量转换获取时间以渡过难关。

在禁食期间，我们的身体从消耗源自肝脏的能量转变为消耗源自脂肪的能量（酮类）。一般来说，在禁食 8～12 小时后，人体酮类水平开始上升，这种状况称为酮症。人们认为转换能量来源可以改善血糖水平，抑制炎症，修复受损细胞并帮助减肥。此外，出现酮症时，人会感觉有点儿恶心，失去食欲，这也有好处。

然而，研究表明，在实现长期减肥目标方面，相对于其他饮食方式，限时饮食法并无任何优势。为什么呢？简单来说，这是因为对任何饮食模式而言，只要无法坚持，就不可能对减肥有长期效果。可以说，影响体重的因素有很多，虽然可以通过避免食用某种食物或控制进食时间来减肥，但控制体重远远不止这么简单。

饮食模式不应一概而论

有人以生活在北极地区的因纽特人为例，极力提倡高动物脂肪饮食模式。但这些人可能没有告诉你一个事实：大约 2/3 的因纽特人拥有可以防止胆固醇飙升的基因突变，所以他们哪怕采用这种高动物脂肪、低碳水化合物的饮食模式，也不用担心胆固醇飙升带来的危害。这是世界上其他地区的人不能相比的。

如何保持健康体重

暂时抛开减肥、节食和保持苗条的想法，仅仅考虑保持健康需要做什么。这本书中所提到的方法，特别是选择健康的植物性饮食、适度饮酒、坚持运动、保持充足的睡眠、有效缓解压力、尽可能地争取社会支持等，都对保持健康体重十分有利。

长期保持健康体重的关键并不是过度限制饮食、强迫自己运动或者选择特定的食物组合。只有所有的健康习惯加在一起形成合力，才有助于我们减掉多余的脂肪，有效预防各种疾病，享受更积极、更有活力的生活。

健康饮食

研究表明，各式各样的健康饮食模式的确可以减肥。低脂低碳饮食、地中海式饮食、间歇性禁食和断食减肥的倡导者都可以说通过研究表明，这些饮食方法已经获得了减肥效果。当然，我们必须认识到，大多数证据显示，大部分体重下降只是短期内的一个"事实"而已。

"节食"在很多时候往往就是"减肥"的意思。但最初减肥成功，然后体重又反弹的情况比比皆是，所以最好的节食方法一定要易于长期坚持才行。

我是地中海式饮食（详见第8章）的拥趸，因为它是一个终身可以坚持的健康饮食模式，而且并不是一套难以遵守的严格规定。很多项研究已证明，地中海式饮食可以降低心脏病、糖尿病、癌症、老年痴呆等严重慢性疾病的发病率。

如果可以，多吃蔬菜、水果、全谷物、瘦肉蛋白和低脂乳制品。以坚果和橄榄油作为主要的脂肪来源，少吃甜甜圈、含糖麦片、牛排、培根、黄油、浓郁酱汁、冰激凌，尤其是超加工食品等高热量、高能量的食物。事实上，选择健康的素食可能是改善冠心病症状和减肥的最佳方式。无论是否选择素食，只要是用低热量食物代替高热量食物，就可以在无须减少食量的情况下减少总热量摄入。长期坚持下去，体重会因摄入的热量减少而下降。

按照传统，地中海式饮食也包括少量红酒，通常在用餐时饮用。研究表明，红酒可能对心脏有一定的保护作用。也一定别忘了，酒是含有热量的，坚持适度饮酒可以限制摄入一些热量。准备一些红酒作为配餐，也可以在特殊场合准备一点儿饮料。记得间隔着用苏打水替换酒杯里的红酒。

要想成功，只能循序渐进，积少成多。正如我们在第 4 章中讨论的，把每一个小的改变和自己已经做的事情联系起来。比如用橄榄油代替黄油烹饪，或者只用一小块黄油来调味；吃饭时尽量多吃一些蔬菜，少吃一些像红肉这样会增加炎症的食物。尝试做出一些小的改变，因为简单易行会让人感觉有成就感。我们每天要吃两三顿饭，所以在食物选择上哪怕做一些微小的改变，经过几个月到几年的积累，也可以帮助我们延缓衰老、延长寿命，或者说能帮助我们健康生活、青春永驻。

我们从食品广告中获得的信息，可能与这些常识性的目标并不相符。例如，我们接触到的几乎都是令人垂涎的加工食品广告，而不是水果和蔬菜的广告。为什么会这样？因为加工食品的利润率接近 90%，而水果和蔬菜的利润率只有 10%，这是一个不争的事实。

运动和锻炼

至少在开始时,减肥几乎完全等同于减少热量摄入。但对大多数人来说,在减肥效果开始趋于平稳的时候,增加一点儿运动量颇有好处。减肥时,如果只是减少热量摄入而忽略了运动,就会造成肌肉萎缩。肌肉的大量流失使减肥变得更加困难,因为即使在休息的时候,肌肉组织也会消耗热量。在第9章中,我们讨论了间歇式运动,以及进入减肥平台期之后,在短短10分钟之内连续做3次间歇式运动所取得的效果。

跟健康的饮食模式一样,最好的运动方式一定是我们真心喜欢并可以长期坚持的。我们完全不必非要去跑马拉松(如果你愿意的话也可以)。从小处着手,可以利用我们最喜欢的电视节目的广告时间或在刷牙后做一两个俯卧撑,或者在睡前做一会儿瑜伽。无论什么时候,找个理由动起来,而不是想着偷懒。

睡眠充足

你可能听说过睡眠不足会增加体重。这是真的吗?可能就是这样的。尽管证据还不确凿,但一些研究表明,每晚睡眠时间长期少于5小时或者超过9小时,都有可能造成体重增加。

有研究发现,男性睡眠不足会导致第二天摄入更多的热量。还有研究发现,与每晚睡7小时的女性相比,每晚睡眠少于5小时或者超过9小时的女性,在5~7年时间里更有可能出现体重增加的情况。最近一项针对中年女性的研究发现,睡眠不足与超重之间存在关联。

对这种关联,有一种可能的解释是,睡眠时长会影响控制饥饿感的激素，即胃生长激素释放素和瘦素的分泌，从而刺激食欲。其他解释还有睡眠不足会导致疲劳和运动减少，或者活动时间延长会增加进食。

从很多方面来讲，能睡个好觉非常重要。它可以让人感到更放松、更机警、更有动力，可以更好地去完成日常任务和迎接意想不到的挑战。拥有好心情会使人的控制力更强，促使我们在饮食、运动等方面做出更有利于健康的选择。拥有好睡眠可能还有一个额外的好处，那就是有利于保持健康的体重。

压力与增重

感到压力时，我们更难做到健康饮食。比如，我们可能会想，自己既然已经承受了这么多的压力，那就一定要吃点儿奶酪比萨，而不是选择吃沙拉。此外，尤其是承受高压的时候，我们倾向于用食物来满足情感需求，这被称为压力性进食或情绪化进食。承受压力时，即使不饿，我们也可能去吃一些高热量的食物。例如，经过一天的劳累，我们能想到的放松方法就是吃一大桶焦糖爆米花或冰激凌。

有效管理压力可以防止因为暴饮暴食导致的体重增加，从而有效预防肥胖。当我们感到压力变小时，会产生一种"更能掌握自己生活"的感觉，这种积极的情绪让健康饮食和运动习惯变得更容易坚持了。

每个人处理压力的方式都不尽相同。但是请注意，如果习惯于通过吃东西来缓解压力，即使每次只吃一点儿，最终也会积少成多。在30年的时间里，如果令身体质量指数从25千克/米^{2}提高到30千克/米^2，每天仅仅需要额外增加10卡路里的热量。这和理财中的"利滚利"没什么不同，我们都知道，储蓄账户里的钱存得足够久的话，余额会越来越多。爱因斯坦曾经说,"利滚利"是宇宙中最强大的力量之一!

试一试用下面这些压力管理技巧,来应对与压力相关的体重增加:

- 制订一个与食物无关的减压活动计划。可以做一些简单的事情,如仔细观察笼子里的鸟儿,或者在办公室里欣赏一曲轻松的音乐。无论做什么,一定要确保是自己喜欢的。
- 如果发现自己在压力很大的时候想吃东西,那就问问自己:为什么要吃,是真的饿了吗,还是因为感到压力大或焦虑?
- 如果不饿的时候想吃东西,试着转移一下注意力,或者准备一些低热量的食物,如胡萝卜、西蓝花、黄瓜等。
- 不要忽略压力管理的前提:定期运动,保证充足的睡眠,寻求朋友和家人的鼓励、帮助。

瘦就健康吗

一些科学家发现,"肥胖但健康"这一目标是可以实现的。在2016年一项涉及近30 000名男性和女性的研究中,研究人员分析了身体质量指数、有氧适能(心肺功能)与死亡率之间的关系。该研究根据参与者身体质量指数低于或高于30千克/米^{2}及他们的健康状况进行了分组。参与者的体能是通过其在运动测试中的表现来衡量的,主要看他们能够达到多少个代谢当量[单位是MET,1 MET相当于耗氧量3.5毫升/(千克·分)]。代谢当量表示人体组织在运动期间吸入和消耗的氧气量。一个代谢当量即人静坐时所需的能量。在平板运动实验中,代谢当量读数越高表明身体的状态越好。

不出所料,被鉴定为最健康的群体,是那些身体质量指数在 30 千克/米^2 以下且代谢当量超过 10 MET 的人。紧随其后的是那些虽然身体质量指数超过 30 千克/米^2,但代谢当量也超过 10 MET 的人。最有可能出现健康问题的群体的身体状态是什么样的呢?是那些虽然身体质量指数低于 30 千克/米^2,但代谢当量不到 10 MET 的人,他们虽不肥胖,但也不健康。这项研究证明:无论体重多少,都可以通过运动改善健康状况,而忽视运动会威胁健康。

我们已经形成了瘦即是美的观念,"肥胖但健康"的观念可能会令很多人感到惊讶。对于这项研究结果,有一个可能的解释:当人变得健康时,会减掉很多多余的腹部脂肪。而腹部脂肪会向血液中释放引起炎症的化学物质,从而使人更容易患心脏病、癌症、阿尔茨海默病等疾病。

争取更多支持

当我们得到家人和朋友的支持时,更容易保持健康的习惯。的确,只有我们自己才能决定自己的生活方式,但是得到他人的情感支持和实际支持,可以让我们的健康选择更有乐趣,也更容易坚持。

坚持健康习惯不是一次性的决定,而是每时每刻都需要不断重复和坚持的决定,有时还需要一些外来的辅助力量。

支持团队中的成员有的是我们最亲近的人,如配偶或挚友;有的可能是我们在生活中接触的各种各样的人,如正在努力坚持运动的同事;也可能是虽然距离遥远却可以随时分享成功喜悦的亲人。研究表明,支持他人不仅对他人有利,而且也会让我们自己感觉良好。

健康习惯的光环效应

如果把锻炼身体同时当作一个社交的好机会,而不只是一个人单独的活动,会更有利于长寿。丹麦的一项大型研究表明,与个人运动或非大众化运动相比,参加社交性运动更有可能降低死亡率。研究发现,网球、羽毛球、足球等需要两人及以上的人参加的运动似乎对长寿的作用更明显;即使参加社交性运动的人每周的总运动时间比参加个人运动如骑自行车或在健身房锻炼的人要少,结果也是如此(见图 14-3)。

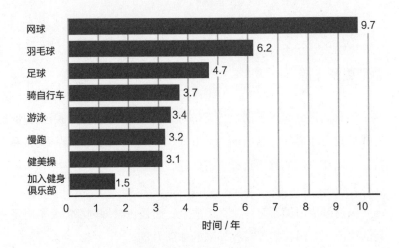

图 14-3　社交性运动有利于延长预期寿命

资料来源:*Mayo Clinic Proceedings*. 2018; 93: 1775。

丹麦的这项研究本质上属于观察性研究，因此它不能最终证明社交性运动确实能延年益寿。但实际上二者之间的关联很紧密，相关的因素也很多。原因是，作为团队的一员，如果你发现有队友在等你，你往往能更好地坚持这项运动。此外，与他人互动和成为集体中的一员，可能会更容易减轻压力、发展友谊。事实上，其他研究表明，社会支持是健康的有力保障，甚至比不吸烟、保持身材或稳定血压还要重要。

坚持运动等有利于健康的习惯，往往会给生活中的社会支持等其他方面带来更好的健康效应。反之亦然。我称之为"光环效应"。与朋友一起运动产生的"光环"会衍射出更多的健康效应，如运动增多、社会支持增强、压力减少、血压正常、胆固醇水平和体重降低等。

综合来看，我们在体重秤上看到的数字，在很大程度上是我们长期生活习惯的结果。临时的节食措施可能会让我们减掉几千克，但这么做通常是不能持久的。

久而久之，我们的日常不良习惯会使体重增加，但我们也可以选择反其道而行之。虽然可能无法马上达成目标，但是如果我们每天都朝着更健康的长期饮食习惯前进一小步，比如少吃一口汉堡、多吃一口蔬菜，就会逐渐养成一个健康、可持续的饮食习惯。不要因为改变很小就不去行动，做出改变，永不言迟。

别忘了那些对健康体重和健康生活有益的措施，包括：找到你感兴趣的运动方法，优先保证高质量的睡眠，放松心态，积极与他人交流，不吸烟，也不使用电子烟，适量饮酒。毫无疑问，我们都非常清楚生活将变得越来越复杂,但同时我们更应该明白,回归这些简单的基本生活原则,将有助于我们保持年轻状态。

让我们一起加油吧!

LIVE
YOUNGER
LONGER

附 录

健康自测工具箱

在健康方面有一个可供参考的标准,能帮助我们在走向健康的路途中找到自己的位置。本书的这一部分给出了各种各样的评估方法、技巧和资料,可以帮助我们评估自己的整体健康状况。

有些自我评估方法需要进行中等强度的运动。如果你的身体状况相当好,没有任何健康问题,那就开始吧。

如果你有心血管疾病、高血压、呼吸系统疾病等,或者担心自己的健康,那就先与医生和保健专家沟通一下,以确保可以安全地进行中等强度的运动。

此外，不要用这些评估方法或技巧代替就医。医院的定期检查很重要，因为胆固醇、血糖、骨骼健康状况等很难通过自我评估发现问题。

> ### 评估健康的工具清单
>
> 要想完成接下来的各项评估，你需要以下工具和帮手：
>
> - ☐ 秒表或者能够计时的手表；
> - ☐ 卷尺；
> - ☐ 标尺；
> - ☐ 高强度胶带；
> - ☐ 体重秤；
> - ☐ 帮助记录分数和计数的人。
>
> 进行评估时，你还需要用笔、纸来记录分数。可以将分数记录在笔记本上或日志中，还可以用电子表格或其他电子形式保存数据。

1. 身体质量指数对照表

要想知道自己的身体质量指数，首先请在表 A-1 左栏中查找自己的身高处于哪一个范围。在所在的那一行中找到最接近自己的体重，然后在该列的顶部看一看自己大致的身体质量指数。

表 A-1　身体质量指数（BMI）

BMI（千克/米²）	正常体重		超重					肥胖				
	19	24	25	26	27	28	29	30	35	40	45	50
身高	体重（磅）①											
4′10″	91	115	119	124	129	134	138	143	167	191	215	239
4′11″	94	119	124	128	133	138	143	148	173	198	222	247
5′	97	123	128	133	138	143	148	153	179	204	230	255
5′1″	100	127	132	137	143	148	153	158	185	211	238	264
5′2″	104	131	136	142	147	153	158	164	191	218	246	273
5′3″	107	135	141	146	152	158	163	169	197	225	254	282
5′4″	110	140	145	151	157	163	169	174	204	232	262	291
5′5″	114	144	150	156	162	168	174	180	210	240	270	300
5′6″	118	148	155	161	167	173	179	186	216	247	278	309
5′7″	121	153	159	166	172	178	185	191	223	255	287	319
5′8″	125	158	164	171	177	184	190	197	230	262	295	328
5′9″	128	162	169	176	182	189	196	203	236	270	304	338
5′10″	132	167	174	181	188	195	202	209	243	278	313	348
5′11″	136	172	179	186	193	200	208	215	250	286	322	358
6′	140	177	184	191	199	206	213	221	258	294	331	368
6′1″	144	182	189	197	204	212	219	227	265	302	340	378
6′2″	148	186	194	202	210	218	225	233	272	311	350	389
6′3″	152	192	200	208	216	224	232	240	279	319	359	399
6′4″	156	197	205	213	221	230	238	246	287	328	369	410

资料来源：美国国家卫生研究院，1998 年数据。

---

① 该表保留了原单位。其中：1磅 ≈ 0.45千克；1′ = 1英尺 = 12英寸 ≈ 30.48厘米；1″ = 1英寸 = 2.54厘米。——编者注

2. 腰围对照表

了解自己的腰围有助于评估你所面临的健康风险（见表 A-2）。找到髋骨上的两个最高点，用卷尺沿着这两点上方绕腹部进行测量。

表 A-2　腰围和体重的风险关系

类别	BMI/（千克/米^2）	腰围	
		男性：40 英寸及以下 女性：35 英寸及以下	男性：40 英寸以上 女性：35 英寸以上
正常体重	18.5～24.9	—	
超重	25～29.9	风险增加	高风险
肥胖	30～34.9	高风险	很高风险
	35～39.9	很高风险	很高风险
极度肥胖	40 或以上	极高风险	极高风险

资料来源：*Circulation*. 2014；129（suppl 2）：S102。

3. 腰臀比对照表

测量臀围时，要测量臀部最丰满的位置。注意不要把卷尺勒得太紧。用腰围除以臀围就得出了腰臀比，注意测量的时候不要收肚子。腰臀比与患病风险的关系如表 A-3 所示。

表 A-3　腰臀比与患病风险的关系

影响	男性腰臀比	女性腰臀比
健康	0.9 或更低	0.85 或更低
心脏病风险增大	1.0 或以上	1.0 或以上

资料来源：WHO。

4. 心肺功能对照表

测试心肺功能的最佳方法是最大耗氧量测试，这项测试通常在医院等专业机构的跑步机上进行。建议 40 岁以上的成年人都做一下这个测试。

如果你健康状况相对较好，可以用 1.5 英里①跑或快走测试来评估自己的心血管健康状况。这项测试是根据跑 1.5 英里所用的时间来粗略估算心肺功能的。你可以先慢走 3～5 分钟进行热身。热身之后开始计时，注意保持稳定的步伐，尽量用最快的速度行走或跑步前进。可以随时减速和加速，但目标是尽快完成 1.5 英里的路程。完成以后，继续步行几分钟使自己平静下来，然后做一些伸展运动。

根据自己的年龄和性别，将计时结果与表 A-4 进行比较。这个测试虽然不完美，但易于自行操作，可以为心血管健康提供参照。

如果你患有心脏病、肺部疾病、其他慢性疾病，或者平时没有坚持步行 15～20 分钟的习惯，不要轻易尝试这项测试。和医生沟通如何评估你目前的体能水平，以及以后如何尽可能地提高体能。如果有以下症状，立即停止测试并进行休息：

- 胸部有紧绷、压迫或疼痛的感觉。
- 手臂、肩膀、脖子或者下巴疼痛。
- 有严重的呼吸急促。
- 头痛、头晕或者开始神志不清。
- 胃痛。

---

① 1 英里 ≈ 1.6 千米，1.5 英里 ≈ 2.4 千米。——编者注

- 恶心、呕吐。
- 有极度或超乎寻常的疲劳感。

表 A-4　1.5 英里跑或快走测试

体能水平	年龄/岁					
	20～29	30～39	40～49	50～59	60～69	70+
男性	完成 1.5 英里的时间					
优秀到卓越	10 分 09 秒 ~ 8 分 35 秒	10 分 47 秒 ~ 8 分 49 秒	11 分 16 秒 ~ 9 分 10 秒	12 分 07 秒 ~ 9 分 34 秒	13 分 23 秒 ~ 10 分 09 秒	14 分 34 秒 ~ 10 分 28 秒
一般到良好	12 分 28 秒 ~ 10 分 45 秒	13 分 04 秒 ~ 11 分 06 秒	13 分 49 秒 ~ 11 分 41 秒	15 分 03 秒 ~ 12 分 36 秒	16 分 46 秒 ~ 13 分 53 秒	18 分 38 秒 ~ 15 分 13 秒
很差到较差	21 分 25 秒 ~ 12 分 53 秒	20 分 58 秒 ~ 13 分 24 秒	22 分 20 秒 ~ 14 分 07 秒	25 分 01 秒 ~ 15 分 20 秒	26 分 18 秒 ~ 17 分 11 秒	32 分 45 秒 ~ 19 分 30 秒
女性	完成 1.5 英里的时间					
优秀到卓越	11 分 58 秒 ~ 9 分 29 秒	12 分 25 秒 ~ 9 分 51 秒	13 分 22 秒 ~ 10 分 09 秒	14 分 34 秒 ~ 11 分 22 秒	16 分 21 秒 ~ 11 分 58 秒	17 分 38 秒 ~ 11 分 58 秒
一般到良好	14 分 50 秒 ~ 12 分 25 秒	15 分 38 秒 ~ 12 分 53 秒	16 分 21 秒 ~ 13 分 32 秒	18 分 07 秒 ~ 15 分 11 秒	20 分 06 秒 ~ 16 分 46 秒	21 分 34 秒 ~ 18 分 14 秒
很差到较差	23 分 58 秒 ~ 15 分 14 秒	24 分 47 秒 ~ 15 分 58 秒	25 分 49 秒 ~ 16 分 46 秒	28 分 39 秒 ~ 18 分 37 秒	30 分 13 秒 ~ 20 分 46 秒	36 分 12 秒 ~ 22 分 20 秒

表中数据以库珀诊所的患者数据为基础汇总。
资料来源：*Physical Fitness Assessments and Norms for Adults and Law Enforcement*. The Cooper Institute；2013。

5. 俯卧撑测试对照表

评估肌肉力量和耐力的一个常见方法是做俯卧撑,即在没有引起身体不适的前提下,在规定的时间内连续做俯卧撑。如果你近期运动较少,可以改做膝式俯卧撑;如果你身体状态一直不错,就做全身式俯卧撑。

将结果与表 A-5 进行比较,即使结果不理想也没有关系,请记住,体能是可以提升的。我建议从一天做一个俯卧撑开始练起,过段时间后再看看一次最多能做多少个俯卧撑。

表 A-5 俯卧撑测试

体能水平	年龄 / 岁				
	20 ~ 29	30 ~ 39	40 ~ 49	50 ~ 59	60+
男性	全身式俯卧撑数量 / 个				
优秀到极好	47 ~ 100	39 ~ 86	30 ~ 64	25 ~ 51	23 ~ 39
一般到良好	29 ~ 44	24 ~ 36	18 ~ 29	13 ~ 24	10 ~ 22
很差到较差	13 ~ 27	9 ~ 24	5 ~ 16	3 ~ 11	2 ~ 9
女性	全身式俯卧撑数量 / 个				
优秀到极好	36 ~ 70	31 ~ 56	24 ~ 60	21 ~ 31	15 ~ 20
一般到良好	23 ~ 34	19 ~ 29	13 ~ 21	12 ~ 20	5 ~ 15
很差到较差	9 ~ 15	4 ~ 17	1 ~ 11	0 ~ 10	0 ~ 4

表中数据以美国得克萨斯仪器公司健康计划参与者的数据为基础汇总而成。
资料来源:*Physical Fitness Assessments and Norms for Adults and Law Enforcement*. The Cooper Institute; 2013.

6. 基本伸展练习

锻炼前后，请一定要给身体留出调整适应的时间。伸展运动有利于唤醒肌肉，在运动开始前可以逐渐增强心率，促进呼吸和血液流动。运动结束后，这套伸展运动可以帮助身体平静下来。

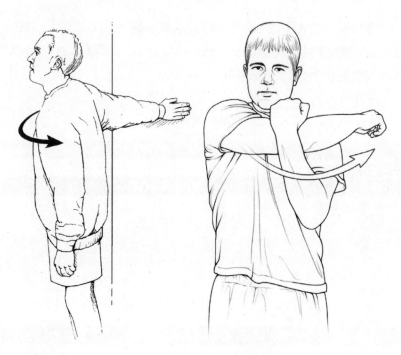

扩胸运动

1. 靠墙而立，伸出右臂，手掌张开贴紧墙面。
2. 右臂不动，转动身体，直到胸部有拉伸感。
3. 换左臂重复这一动作。

肩部伸展运动

1. 抬起右臂与胸部齐平。
2. 将左手放在右肘上，轻轻地将右臂向左拉。
3. 交换双臂重复这一动作。

慢慢地、轻轻地做伸展动作，直到腿部肌肉有一定的拉伸感，但不要有疼痛感。每次保持30秒。

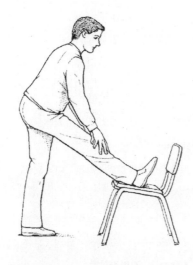

大腿拉伸

1. 站立，把一条腿放在正前方的椅子或长凳上。如果身体不能保持平衡，手可抓住一个固定的物体以使身体保持稳定。
2. 身体前倾，直到感觉大腿后部有拉伸感。
3. 换另一条腿重复这一动作。

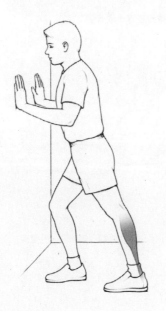

小腿拉伸

1. 两掌贴紧墙壁，离墙半臂远站立。
2. 一条腿向前迈一步，弯曲膝盖，同时保持另一条腿绷直，脚后跟不要离开地面。
3. 身体前倾，直到感觉绷直的小腿后部有拉伸感。
4. 注意，做拉伸的腿要保持绷直，膝盖不要弯曲，否则力量会传递到脚趾上。如果想要拉伸的力度再大一些，就把做拉伸的腿向后移得再远一点儿。
5. 换另一条腿重复这一动作。

如果做伸展运动的时间有些仓促,正式运动开始时就一定要慢慢来,逐渐提高速度。活动结束后,在放松过程中也一定要做好伸展运动。

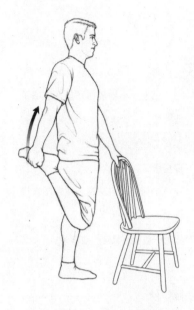

股四头肌和髋屈肌拉伸

1. 站立,左手扶住墙或固定的物体来保持身体平衡。
2. 用右手抓住右脚或右脚踝,收紧腹部肌肉。
3. 慢慢向后拉伸右腿,直到感觉右大腿和髋部的前面有拉伸感。注意,身体不要前倾,双膝要并拢。
4. 换左腿重复这一动作。

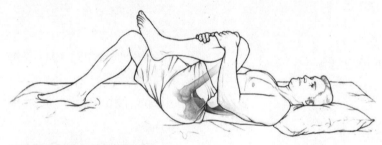

下背部拉伸(从膝盖到胸部)

1. 躺在硬实的垫子上,左膝弯曲,右脚放平。
2. 双手放在左膝上,将左膝拉向左肩。轻轻拉,直到感觉后腰有拉伸感。尽量保持右脚放平。
3. 换右腿重复这一动作(左脚放平)。
4. 最后,用双手将双膝朝肩部方向拉伸。

7. 饮食评估测试

你现在的饮食状况是怎样的？请参考表 A-6，评估你当前的饮食习惯。如果对某个问题的回答是肯定的，那么在这个问题"得分"列标记 1 分。最后把所有问题的得分相加，得出总分。请记住，如果要保持健康，你的总分应该在 11 分以上。

表 A-6　饮食习惯评估

问题	得分
橄榄油是你主要的烹饪用油吗？	
你每周至少食用 2 次橄榄油酱汁吗？	
你每天食用 4 汤匙（约 60 毫升）以上的橄榄油吗？	
你每天吃 4 份以上的蔬菜吗？ （1 份蔬菜指一杯生蔬菜或半杯熟蔬菜）	
你每天吃 3 份或 3 份以上的水果吗？ （1 份水果指一个中等大小的水果或大约一杯的新鲜水果）	
你每周吃 3 份或 3 份以上的豆类（如芸豆、黑豆或豌豆）吗？ （1 份豆类指半杯煮熟的豆类）	
你每周吃 4 份或 4 份以上的坚果吗？（1 份为 30～50 克）	
你每周吃 3 份或 3 份以上的鱼肉或贝类吗？（1 份鱼肉为 85～140 克，1 份贝类为 170～200 克）	
你常吃去皮的鸡肉或者火鸡肉吗？	
你每天只吃 1 份或更少的肉类（如牛肉、羊肉、猪肉、火腿或香肠）吗？ （1 份约为 90 克）	
你每天只吃 1 份或更少的黄油或奶油吗？（1 份是 1 茶匙，约 5 毫升）	
你每天喝 1 罐或者更少的碳酸饮料吗？（1 罐约为 350 毫升）	
你每周吃 3 份或更少的蛋糕、饼干等糕点或糖果吗？	
你每天喝 1 杯红酒吗？（1 杯对男性来说是 150 毫升，对女性来说是 90 毫升。如果你喝的红酒超过了这个量，不计分。如果你喝的是其他种类的酒，也不计分）	
总分	

那么,"1 份"食物的量是多少?请参考表 A-7,此表有助于你更好地把控摄入的食物热量。

表 A-7 "1 份"食物分量示意

食物种类	热量/卡路里	视觉演示
蔬菜		
1 杯切碎的蔬菜	25	1 个棒球大小
2 杯生的绿叶菜	25	2 个棒球大小
水果		
半杯切块水果	60	1 个网球大小
1 个小苹果或中等大小的橘子	60	1 个网球大小
碳水化合物		
半碗普通意大利面或干麦片	70	1 个冰球大小
半个全麦面包圈	70	1 个冰球大小
1 片全麦面包	70	1 个冰球大小
半个中等大小的烤土豆	70	1 个冰球大小
蛋白质/乳制品		
85 克鱼肉	110	1 副扑克牌大小
60～75 克鸡肉	110	1 副扑克牌大小
45 克牛肉	110	半副扑克牌大小
45～60 克低脂硬奶酪	110	1/3 副扑克牌大小
脂肪		
1 茶匙半花生酱	45	2 个骰子大小
1 茶匙黄油或人造黄油	45	1 个骰子大小

另外，在日常饮食中还要学会控糖。想要严格控制糖的摄入，不仅要关注糖果中的糖和水果中的糖，还要关注食品配料表中的糖。以下是配料表中常见的几十种糖的不同代称：

- **糖** 巴巴多斯糖、甜菜糖、红糖、蔗糖、绵白糖、椰子糖、椰棕糖、糖粉、红枣糖、红糖浆、金砂糖、白砂糖、葡萄糖、糖霜、转化糖、棕榈糖、粉糖、粗糖、黄糖。
- **果汁** 甘蔗汁、甘蔗汁晶体、脱水甘蔗汁、浓缩甘蔗汁、纯果汁、浓缩果汁。
- **麦芽** 大麦麦芽、糖化麦芽。
- **糖浆** 大麦麦芽糖浆、黄油焦糖糖浆、角豆糖浆、玉米糖浆、固体玉米糖浆、黄金糖浆、高果糖玉米糖浆、麦芽糖浆、枫糖浆、精炼糖浆、大米糖浆、高粱糖浆。
- **化学名称** 葡萄糖、葡萄糖浆、淀粉酶、乙基麦芽酚、低聚果糖、半乳糖、液体右旋糖、固体右旋糖、乳糖、麦芽糊精、甘露糖醇、甘露糖、海藻糖。
- **甜味剂** 玉米甜味剂。
- **其他** 龙舌兰花蜜、黄油奶糖、焦糖、蜂蜜、糖蜜等。

8. 评估优先事项

凡事都能分清轻重缓急有助于我们管理压力。你可以运用图 A-1 中的象限来规划一下生活，看看哪些事情需要优先考虑，哪些事情可以暂缓。这样就可以把生活中对自己非常重要的事情列在上面，不那么重要的事情列在下面；还可以根据对这些事情的控制程度来进一步区分，不能较好控制的往左放，能较好控制的往右放。根据示例列出自己的所有事项。右上象限里是对我们很重要又能控制的事情。通过这种方式，我们可以将精力更多地集中在这些重要且可控的事情上,同时减少花在不那么重要,且无法控制的事情上的时间和精力。

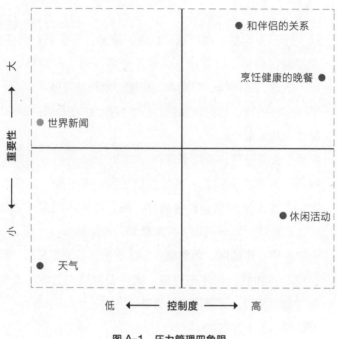

图 A-1　压力管理四象限

9. 评估应激反应

许多人在面临压力时往往会做出不利于身体健康的选择。如何应对令人紧张的刺激取决于个人。通过计划和练习,我们可以做到在面对压力时控制自己的反应。表 A-8 所列是一些不健康和健康的反应。

表 A-8　应激反应对照表

不健康的反应	健康的反应
发怒	花时间锻炼
增加酒精、烟草或药物的使用量	运用放松的技巧
食物摄入量或购物增多	保证睡眠充足
不负责任	学会区分轻重缓急
过度担忧	设定切实可行的目标
拖延	首先把自己照顾好

减压清单

☐ 找到正确应对可控压力源的健康策略。
☐ 改变对自己非可控压力源的看法。
☐ 专注于自我保健，包括定期运动、健康饮食、与社会保持联系、花时间参加令人愉悦的活动。
☐ 练习放松的技巧，形成其他良好的习惯，如时间管理、愤怒管理、积极的自我对话，并思考切实可行的办法。
☐ 知道什么时候该放手。

致谢

我很感激妙佑医疗国际允许我撰写这本书,并感谢其在整个过程中给予的大力支持。我还想向诸多促成此书出版的人表示诚挚的感谢。

感谢妙佑医疗国际出版社团队,包括丹·哈尔克(Dan Harke)、卡伦·沃勒万德(Karen Wallevand)、阿曼达·纳普(Amanda Knapp)、珍妮弗·科斯基(Jennifer Koski)、希瑟·拉布鲁纳(Heather La-Bruna)、艾利森·范登堡-戴夫斯(Allison Vandenberg-Daves)、劳拉·韦克斯曼(Laura Waxman)和朱迪·温茨(Jodi Wentz)等人的帮助。感谢我的编辑雷切尔·哈林·巴托尼(Rachel Haring Bartony),她花费了大量的时间教我掌握组织与编写一本书的要点,感谢她源源不断提供卓越见解和洞察分析。

感谢我的同事们,那些同在妙佑医疗国际心血管健康诊所工作的医生、执业护士、营养师和运动生理学专家,是你们坚持不懈地教给我预防疾病的方法。感谢妙佑医疗国际的前同事阿米特·苏德博士和爱德华·克里根(Edward Creagan)博士,你们给我提供的宝贵建议,对我学会如何写书及如何与患者和读者交流是不可或缺的。感谢布鲁斯·约翰逊(Bruce Johnson)博士、雷·斯夸尔斯(Ray Squires)博士和汤姆·艾利森(Tom Allison)博士,你们在人体运动生理学方面的惊人智慧深深滋养了我。

感谢我的导师罗伯特·弗赖伊(Robert Frye)博士、杰拉尔德·高(Gerald Gau)博士和乔治·古拉(George Gura)博士,你们所散发的人道主义光芒,感染和教会了我如何与患者交流。感谢全球社区健康基金会的汤姆·鲁特(Tom Root)和钱明凯(Ming-Kai Chin)博士,你们向我展示了预防未来可能发生的疾病的有效方式,那就是关爱全世界的儿童。

致我的父亲利昂·科佩基(Leon Kopecky)博士和我的母亲艾娜·穆迪·卡尔霍恩·科佩基(Ina Moodie Calhoun Kopecky)博士,我从他们那里学到了医生不仅要治愈疾病本身,而且要使患者痊愈。感谢我的妻子琳达,她总是无条件地给予我爱和支持。我还要感谢我的子女们:我的女儿埃米莉和她的另一半蒂姆·米勒(Tim Miller),以及我的女儿凯蒂和儿子本。对于生活中的重要之事这一命题,他们从千禧一代的角度为我提供了独到的见解,为此书提供了巨大的帮助。

最后,我要感谢所有有幸认识的患者,通过与他们开诚布公的讨论和交流,我得以了解和他们有关的许多病情及病因。

译者后记

一本能助你健康长寿的好书

生命如此美好！我们每个人都希望能够长寿，更希望在长寿的同时拥有健康。

伴随经济的高速发展、医学的持续进步以及科学技术的日益创新，人类的寿命已大幅增加。但根据统计数据和现实观察，我们却很无奈地发现，人类的健康寿命并未与真实寿命实现同步。现实生活中，与长寿相伴的各种慢性疾病，不仅会降低人的生存质量，带来身心上的痛苦，同时也会成为家庭的沉重负担，使少子老龄化社会面临的问题更加严峻。

因此，拥有健康的身体和高质量的长寿生活，不仅是对自己、家庭最大限度的负责，还是奉献社会的最简单方式。

本书作者斯蒂芬·科佩基博士是美国妙佑医疗国际的心脏病学专家和癌症项目主管人。他同时还是一位有着两次患癌经历，并通过积极治疗战胜癌症，实现高质量生活的亲身体验者。对于生命、健康以及疾病，科佩基博士有着不同于一般世人的深刻感悟。

翻译过程本身也是译者通过书中信息与作者展开深度沟通的美好经历。作为译者，我们经常在交流中感叹：本书是科佩基博士以自己科学、睿智，理性与感性并行的大脑，以高度的社会责任感，奉献给世人的最无私礼物。因此，我们用心推敲文中的每一句话，务求用最贴切的文字、最能表达作者心情的语气、最恰当的标点符号，科学、忠实地表现出作者所要表达的内容。

正因作者丰富的知识积累和特殊的患病经历，他一方面能够利用准确、科学的数据，向读者阐明疾病发作前一定经过了许多年的发展积累等观点，认为我们本人才是自身健康的最大影响因素，我们日常行为习惯的好坏决定了自己能否长期保持健康；另一方面，他还能结合自己的研究和经历，充满耐心、满怀温情地带领我们逐步认识到，只要我们坚持循序渐进的原则，按部就班地不懈努力，哪怕每天进步一点点，假以时日，就可以从根本上消解患病风险，保证自己的身心健康。同时，科佩基博士还非常严肃地告诉我们，疾病确实来自那些微小的、人们每天所做的看似无关紧要的选择；我们如果从相对年轻时开始培养健康生活的习惯，同时克服不良习惯，这样随着年龄的增长，好习惯会更容易坚持下去。

在这本书中，作者既是一位科学家、医务工作者，有着科学、睿智的头脑；同时又像是一位邻家友人，对患者和朋友有着感同身受的人文情怀。除此之外，他更如一位严肃认真的长者，用不容质疑的语气提醒每一位读者要对自己的健康负责。作者在书中的观点很明确：每个人都应该是自己健康的第一责任人，如果希望能在有生之年尽可能长时间地完全保持自己的身体功能，最有效的方法是养成健康的习惯，这包括良好的营养、充足的运动、充分的休息、减少压力、限制饮酒、不吸烟和保持健康的体重。

那么，如何养成这些良好的习惯呢？科佩基博士用通俗易懂的语言，在书中结合现实案例娓娓道来，深入浅出地一一给出了具体而细致的指导，希望以此指引读者走向健康、长寿的生活。

中国已经逐步进入老龄化社会阶段，如何应对老龄化社会的各种问题，不仅仅是国家、政府和社会的责任，也是我们每一个人的责任，我们都应该是积极参与者和建设者。我们两人长期关注积极老龄化社会建设的相关研究。在翻译和交流的过程中，我们经常不由自主地感叹：用不了多久，人们就会认识到湛庐把这本书引入中国是基于高度的社会责任感和睿智眼光的可贵选择；能够有机会利用自己的专业知识和语言优势成为这本书与中国读者的桥梁，也是我们作为译者的莫大幸运。基于以上认识，我们满怀喜悦的心情，以高度的责任心和使命感，完成了本书的翻译工作。希望这本书能够为中国的积极老龄化社会建设增添一份智慧的力量；希望每一位与本书结缘的读者朋友都能从中受益，保持健康生活，实现青春永驻。

山东师范大学　李　杰

山东青年政治学院　管秀兰

未来，属于终身学习者

我们正在亲历前所未有的变革——互联网改变了信息传递的方式，指数级技术快速发展并颠覆商业世界，人工智能正在侵占越来越多的人类领地。

面对这些变化，我们需要问自己：未来需要什么样的人才？

答案是，成为终身学习者。终身学习意味着永不停歇地追求全面的知识结构、强大的逻辑思考能力和敏锐的感知力。这是一种能够在不断变化中随时重建、更新认知体系的能力。阅读，无疑是帮助我们提高这种能力的最佳途径。

在充满不确定性的时代，答案并不总是简单地出现在书本之中。"读万卷书"不仅要亲自阅读、广泛阅读，也需要我们深入探索好书的内部世界，让知识不再局限于书本之中。

湛庐阅读 App: 与最聪明的人共同进化

我们现在推出全新的湛庐阅读 App，它将成为您在书本之外，践行终身学习的场所。

- 不用考虑"读什么"。这里汇集了湛庐所有纸质书、电子书、有声书和各种阅读服务。
- 可以学习"怎么读"。我们提供包括课程、精读班和讲书在内的全方位阅读解决方案。
- 谁来领读？您能最先了解到作者、译者、专家等大咖的前沿洞见，他们是高质量思想的源泉。
- 与谁共读？您将加入优秀的读者和终身学习者的行列，他们对阅读和学习具有持久的热情和源源不断的动力。

在湛庐阅读 App 首页，编辑为您精选了经典书目和优质音视频内容，每天早、中、晚更新，满足您不间断的阅读需求。

【特别专题】【主题书单】【人物特写】等原创专栏，提供专业、深度的解读和选书参考，回应社会议题，是您了解湛庐近千位重要作者思想的独家渠道。

在每本图书的详情页，您将通过深度导读栏目【专家视点】【深度访谈】和【书评】读懂、读透一本好书。

通过这个不设限的学习平台，您在任何时间、任何地点都能获得有价值的思想，并通过阅读实现终身学习。我们邀您共建一个与最聪明的人共同进化的社区，使其成为先进思想交汇的聚集地，这正是我们的使命和价值所在。

CHEERS

湛庐阅读 App 使用指南

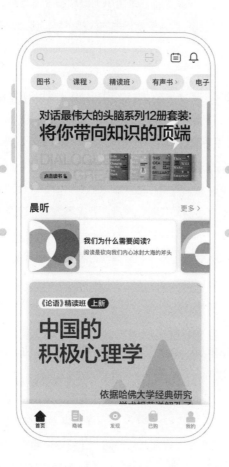

读什么
- 纸质书
- 电子书
- 有声书

怎么读
- 课程
- 精读班
- 讲书
- 测一测
- 参考文献
- 图片资料

与谁共读
- 主题书单
- 特别专题
- 人物特写
- 日更专栏
- 编辑推荐

谁来领读
- 专家视点
- 深度访谈
- 书评
- 精彩视频

HERE COMES EVERYBODY

下载湛庐阅读 App
一站获取阅读服务

版权所有，侵权必究

本书法律顾问　北京市盈科律师事务所　崔爽律师

LIVE YOUNGER LONGER: 6 Steps to Prevent Heart Disease, Cancer, Alzheimer's, Diabetes and More by Dr. Stephen L. Kopecky, M.D.

Copyright © 2021 Mayo Foundation for Medical Education and Research (MFMER)

Published by arrangement with Nordlyset Literary Agency through Bardon-Chinese Media Agency.

Simplified Chinese translation copyright © 2024 by Beijing Cheers Books Ltd.

ALL RIGHTS RESERVED.

浙江省版权局图字：11-2024-210

本书中文简体字版经授权在中华人民共和国境内独家出版发行。未经出版者书面许可，不得以任何方式抄袭、复制或节录本书中的任何部分。

图书在版编目（CIP）数据

别让慢病找上你 /（美）斯蒂芬·科佩基著；管秀兰，李杰译 . — 杭州：浙江科学技术出版社，2024. 12. — ISBN 978-7-5739-1583-2

Ⅰ . R4

中国国家版本馆 CIP 数据核字第 2024CX1356 号

书　　名	别让慢病找上你
著　　者	[美] 斯蒂芬·科佩基
译　　者	管秀兰　李杰

出版发行	浙江科学技术出版社
	地址：杭州市环城北路 177 号　邮政编码：310006
	办公室电话：0571 - 85176593
	销售部电话：0571 - 85062597
	E-mail:zkpress@zkpress.com
印　　刷	天津中印联印务有限公司

开　本	710 mm×965 mm　1/16	印　张	18
字　数	258 千字	插　页	1
版　次	2024 年 12 月第 1 版	印　次	2024 年 12 月第 1 次印刷
书　号	ISBN 978-7-5739-1583-2	定　价	79.90 元

责任编辑　唐　玲　刘　雪	责任美编　金　晖
责任校对　张　宁	责任印务　吕　琰

LIVE YOUNGER LONGER

深度导读

01　预防慢病，拥抱美好人生
一位医生对家人、朋友和病人的肺腑之言

钟幼民
美国得克萨斯心脏研究所博士后，北京和睦家医院运动心血管专家

02　关乎健康的两个观念转变

田同生
中国科普作家协会会员，跑过130多场马拉松的畅销书作者

预防慢病，拥抱美好人生
一位医生对家人、朋友和病人的肺腑之言

钟幼民
美国得克萨斯心脏研究所博士后
北京和睦家医院运动心血管专家

俗话说："健康的人有千万个愿望，而患者的愿望却只有一个。"（A healthy person has a thousand wishes, a sick person only one.）对于这句话的深刻含义，我们只有患病之后才会有刻骨铭心的体会。

如今，我们虽然活得越来越长，但是未必人人都活得越来越健康。在快节奏的现代生活中，慢性疾病如心脏病、癌症、慢性呼吸系统疾病、糖尿病等已成为全球范围内的主要健康威胁。根据世界卫生组织（WHO）2023年5月发布的《2023 世界卫生统计报告》（*World Health Statistics 2023*），2019年全球近3/4也就是4 100万人的死亡与慢性疾病有关。其中，心血管疾病、癌症、慢性呼吸系统疾病、糖尿病这4种主要慢性疾病导致约3 330万人死亡，包括心血管疾病1 790万、癌症930万、慢性呼吸系统疾病410万、糖尿病200万。

预防慢病，从微小的改变做起

"如何有效预防慢性疾病？"——这个议题不仅对于包括中国在内的全球各国，而且对于每个家庭和每个个体而言无疑都是一个巨大的挑战。为此，大到各种国家层面的行动框架，小到各种相关资讯和书籍层出不穷、琳琅满目，令人眼花缭乱、无所适从。在早已信息过载的当下，选择变得更加重要。

由美国知名医院妙佑医疗国际（梅奥医院）的心脏病首席专家斯蒂芬·科佩基博士所著、湛庐文化策划推出的《别让慢病找上你》这本书，就是一本结合了作者个人患病经历和专业医学知识的慢性疾病预防和抗衰老的绝佳手册。作为妙佑医疗国际的心脏病专家，科佩基博士的专业背景和个人患病经历赋予了这本书独特的价值。除了他在医学领域的深厚造诣，他本人两次患癌的经历，使得本书在讨论慢性疾病预防时更具说服力。科佩基博士的这些经历使他深刻认识到，**预防慢性疾病的重要性远胜于治疗**，而这一理念也贯穿于本书的始终。

本书分为两部分，共 14 章，它最大的特色就在于科学性与实用性的完美结合。本书不仅深入探讨了慢性疾病产生和发展的机制，为读者提供了慢性疾病预防的科学依据，还提供了 6 个关键步骤，意在帮助读者从日常生活中的微小改变做起，建立健康的生活习惯，以预防慢性疾病，享受更长寿、更健康的人生。这些步骤简单易行，适合任何人采纳。如果能够结合湛庐文化出版的《福格行为模型》一起阅读，我相信读者定会有额外的收获。

本书在阐述复杂的医学知识时，采用了深入浅出的写作风格，使得普通读者也能轻松理解慢性疾病的成因和预防方法。科佩基博士的文字通俗易懂，译文也通顺流畅，两者相得益彰，进一步提高了本书的可读性和实用性。

此外，**本书还特别关照如今上有老下有小的 80 后、90 后和退休人士，并针对他们的特殊情况，分别提出很多实用的健康管理建议，这也是本书的一大亮点。**当然作者也没有忘记关照体重超重的人士，在本书中为他们耐心地答疑解惑。另外，本书的末尾还提供了很多实用工具，让我们能够对自己的健康状况更加了解并做出更好的管理。

提高公众健康意识，势在必行

正如上文提到的那样，自 20 世纪起，全球死亡的主要原因已经从急性的传染病转变为长期的慢性疾病。中国作为世界上的人口大国，慢性疾病问题同样严峻。随着经济的快速发展和生活方式的改变，慢性疾病也已成为中国居民的主要死亡原因，慢性疾病的发病率在逐年上升并且呈现年轻化趋势。

《中国卫生健康统计年鉴（2022）》显示，城乡居民疾病死亡构成比中，心血管病占首位，2021 年心血管病分别占农村、城市居民死因的 48.98% 和 47.35%。心脑血管病给中国居民和社会带来的经济负担持续加重，防治的拐点也远未到来，目前仍是我国居民健康的威胁之一，也是我国居民的主要死亡原因。

由此看来，在中国，包括心脑血管病在内的慢性疾病预防不仅关系到家庭幸福和个人健康，还关系到国家社会经济的发展。因此，慢性疾病的预防和管理在中国显得更加重要。提高公众对慢性疾病预防的认识，推广健康的生活习惯，对于减轻医疗负担、提高人民生活质量具有重要意义，也势在必行。

在慢性疾病日益成为全球健康挑战的今天，这本书的出版恰逢其时，对提高公众健康意识和预防慢性疾病的相关工作具有重要的指导意义。与此同时，对于个人而言，通过阅读这本书，我们也可以获得宝贵的健康知识和实用的预防策略，为自己的健康长寿打下坚实的基础。你我都值得拥有美好人生。

科佩基博士自从 25 岁左右第一次发现癌症并接受治疗，到 40 岁左右第二次发现癌症并接受治疗，到如今已经年届 70 岁。目前，他是妙佑医疗国际他汀类药物不耐受诊所的负责人。此外，他还是运动和体育科学亚洲委员会的顾问，以及全球社区健康基金的国际顾问。之前，他担任过美国预防心脏病学会的主席，并且因为在心血管病预防领域的杰出工作而被国际心脏病学院授予了凯勒曼（Jan Kellerman）纪念奖。

1981 年，科佩基博士在美国得克萨斯大学休斯敦健康科学中心（University of Texas Health Science Center）获得了医学博士学位，并于 1982 至 1987 年间在妙佑医疗国际完成了内科学和心血管病学的训练，成为一位心脏介入专科医生。后来因为两次患癌经历，他开始关注并倾向于心脏病的预防工作，最终在该领域做出了引人瞩目的贡献。科佩基博士用自己的故事告诉我们，即使身为医生，也难以完全避免慢性疾病的威胁。然而，只要付诸行动，我们依然可以享受美好的人生。

我的医学训练经历和科佩基博士非常类似，我也于 2008 年在得克萨斯大学休斯敦健康科学中心的心脏研究所接受心脏电生理学的博士后训练，后来同样因为自己的兴趣爱好而转向心血管病的预防工作，尤其关注通过锻炼来改善整体健康并预防包括心血管病在内的慢性疾病。

一方面，我于 2021 年专门在北京和睦家医院开设了运动心血管健康门诊，为心血管亚健康人群和心血管病人提供相应的服务；另外一方面，我和湛庐文化联合打造了一门《给职场人的精力提升课》，以便让更多的人能从锻炼中获益。此外，我还带领团队开发了心脉 AI 微信小程序，采用语言大模型结合可穿戴设备采集到的生理大数据来实现心血管病的早发现、早预防和健康管理。

因此，当湛庐文化的陈漪老师给我发来本书的试读样章时，我惊讶地发现我和科佩基博士的很多观点都高度一致，于是欣然答应为本书撰写导读文章。当我在两天内手不释卷地读完整本书之后，更是惊喜地发现很多我曾经说过，以及将来想对家人、朋友和病人说的肺腑之言，科佩基博士在书里都替我说了，这更让我对他认同有加、敬佩有加。

最后，正如英国流行病学家理查德·多尔爵士所说："生命终将随着时光流逝而逐渐凋零，但未老先衰、英年早逝完全可以避免。"作为科佩基博士的同行，我在此祝愿读者们快乐阅读、健康长寿！

02

关乎健康的两个观念转变

田同生
中国科普作家协会会员
跑过130多场马拉松的畅销书作者

收到湛庐文化编辑寄的斯蒂芬·科佩基博士的新书《别让慢病找上你》的预读本时，我刚刚过了自己71岁生日。截止过去的一年，我跑了130场马拉松，自己钻研捣鼓的视频号也已超过了20万粉丝。应该说，我是一个相信"我命由我不由天"的人，我正在努力让自己和身边的人越活越年轻。

直到看完这本《别让慢病找上你》，完整地理解这位同为七旬老人、来自世界排名第一医院、两度抗癌成功的知名心脏病医生想要表达的思想，我才意识到，原来我一直在坚持的生活习惯，正是医生眼里最看重的"健康处方"。科佩基博士与我都认为，我们与其把金钱和精力花在被慢病困扰，不得不托人找好医院、支付昂贵医药费上，还不如尽早投资在健康的生活方式中。

所以，我写的这些文字也算不上导读，应该是我从自己的亲身经历和作者的字里行间悟到的两个观念的转变。

从自然年龄到生理年龄

每年的 10 月 20 日是"世界骨质疏松日"，也是我的生日。过了这一天，我就年长一岁，如今我 71 岁了。71 岁是我的**自然年龄**，也被称为"时序年龄"。计算"自然年龄"是一道简单的算数题，任何一个小学生都能做出来。比如我出生于 1953 年，用 2024 减去 1953 就等于 71。

我的"自然年龄"早已超越了我的父辈。我父亲是 60 岁去世的。我记得，那是一个夏天，我正在准备大学二年级的期末考试，突然收到家里来的电报：父病危，速归。那是 1979 年，中国人的平均寿命是 66.286 岁，如果父亲的寿命能够跨过平均线，他会看到儿子和女儿大学毕业、参加工作、结婚生子，也就不会留下至今想起来都会令人"泪目"的诸多遗憾。

除了"自然年龄"，我们还有一个年龄是"**生理年龄**"。计算"生理年龄"，就不像做算数题那么简单了。首先，"生理年龄"是一个非常"个性化"的事情。也就是说，每个人的生理年龄都不相同，不能用一个公式去套用。其次，"生理年龄"属于一种健康理念，颗粒度也比较粗糙。如果从实际操作层面来分析的话，可能需要有大量的被试进行实验。

很多年前，我体检时被查出骨质疏松。后来，我在阅读约翰·瑞迪（John Ratey）教授的著作《运动改造大脑》时看到通过举重可以增强骨密度的案例，于是，我就开始通过举重进行锻炼。

2021 年初，我在首都体育学院的实验室做过一次骨密度检测，用的是双能 X 射线。我的骨密度数值为：脊柱 1.307；双股骨均值 1.004。那年，我的"自然年龄"68 岁，但是，我的脊柱骨密度相当于"自然年龄"20 岁的人，双股骨密度相当于"自然年龄"40 岁的人。我心里很清楚，这是多年来坚持举重的结果。一个人的"自然年龄"无法改变，但是，身体的某些器官、部位和系统的"生理年龄"是可以改变的。

如果一个人骨密度比较低，就会导致骨质疏松，骨质疏松的人如果跌倒，就很容易导致骨折。有报告显示，65 岁以上髋部骨折患者中有一半人会在半年内死亡。另外一半的人，往往会行动不便，在痛苦中度过余生。

2022 年 11 月 6 日，我参加了北京马拉松比赛。

跑到大约 23 公里时，我被从身后跑过来的一位跑者狠狠地撞了一下，身体一下子失去了重心，摔倒在地，膝盖和手都流了血。我当时就觉得可能要完了。被周围的人搀扶起来后，我一条腿迈上救护车，另一条腿还在地上。这时，我对医生说，等几分钟看看情况再说。几分钟后，我自己感觉没有大碍，就离开了，又继续跑到终点。

事后，一年多前帮我做了骨密度测试的首都体育学院的教授说，这要感谢我身体的脊柱骨密度和双股骨密度的"生理年龄"很低，不然的话，那次跌倒有可能导致骨折。

怎么看自己的"生理年龄"是不是够年轻呢？我自己的体会是，**要看你能不能与比自己年轻 20 岁的人做同样的事情。如果你能做到的话，那么你的"生理年龄"就会碾压同龄人，媲美年轻人。**

从预期寿命到健康寿命

2022年5月20日,国务院办公厅印发了《"十四五"国民健康规划》文件,这份文件提出,到2025年,中国人的人均预期寿命将在2020年基础上继续提高1岁左右,预计到2035年,中国人的人均预期寿命将达到80岁以上。

不过,我还看到过另外一个数据:中国居民人均健康寿命只有68.7岁。"健康寿命"是指,一个人没有由于疾病而造成的生活不便,能够正常生活的年限。这也能变成一道算数题:

人均预期寿命 – 长期卧床或需要照护的年限 = 健康寿命。

把中国居民人均预期寿命(78.6岁)和中国居民人均健康寿命(68.7岁)套入这个公式,就能计算出中国居民平均长期卧床或需要照护的年限是9.9年。也就是说,中国居民的一生中,平均有9.9年是在"自己受罪、家人受累、社会多花医药费"的状态下度过的。对于我个人来说,我不要躺在病床上浑身插满管子的那种长寿,我也不要牺牲子女幸福的那种长寿。"我命由我不由天",这个命不是活得久,而是活得好。在有生之年,我要以健康的体态和精神,跨越预期寿命的门槛。

科佩基博士在《别让慢病找上你》一书里开宗明义地指出慢性疾病是健康寿命缩短的最大原因。**坚持健康生活能有效预防慢性疾病,减缓衰老,延长人的健康寿命,这相当于拖住了时间的脚步。**研究表明,即使已过65岁,改善饮食、加强锻炼仍然可以降低衰老的速度。

我发现,《别让慢病找上你》是一本预防慢性疾病、提升健康寿命不可多得的操作指南。我还发现，书中所讨论的 6 个步骤：把健康饮食当习惯、坚持锻炼、保证睡眠、驾驭压力、拒绝吸烟、审慎饮酒和管理体重，这些都是我自己多年来一直在践行的保持身心健康的方法。

比如，前文提到的在运动方面，为了预防肌肉和骨密度的流失，我用举重替代了有氧跑步，举重目前是我运动的优先选项。

再比如，在营养方面，我认为很多食物不仅要少吃，还要有勇气选择不吃。我有将近二十年的早餐吃油条、喝豆浆的习惯，豆浆还行，但是吃一根油条产生的热量需要跑 10 公里才能消耗掉，这显然是做不到的。当我了解了油条的热量后，我就把油条戒了。此外，我还坚持喝咖啡不加糖，只加牛奶。我还会经常照镜子，看看腹肌还在不在，能看见腹肌就正常吃饭，如果腹肌不明显，就控制饮食。管理体重的方法有很多，但我认为最重要的一条就是：要对自己狠。

还比如，为了提升睡眠质量，我用智能手表来管理日常睡眠，将睡眠管理数据化。此外，为了睡得香，我还把有氧跑步的时间尽量安排在了上午，一边跑步一边晒太阳，可以增加人体褪黑素的分泌。

这些日常生活中的细微的小习惯组成了我的健康生活，根据多年的生活经验，我可以拍着胸脯说，《别让慢病找上你》这本书中的 6 个步骤能有效帮助我们预防慢性疾病、过高质量的生活。

我还想，假如自己能在中年时就读到《别让慢病找上你》这本书，那我的人生就会更加不一样！

我本人是中国科普作家协会会员，也是一位非虚构科普作家，从写作的角度来看，《别让慢病找上你》这本书是一本写得十分好看的书。科佩基博士从自己以及家人的故事展开叙事，将枯燥的医学术语融入到故事之中，引人入胜，读起来使人饶有兴趣。

苦的事情，坚持做，就不再苦；出色的事情，做到极致，就会出彩。

LIVE YOUNGER LONGER

重磅赞誉

董明
云南白药集团 CEO

胡泳
北京大学新闻与传播学院教授

钟幼民
美国得克萨斯心脏研究所博士后
北京和睦家医院运动心血管专家

王兴
北京大学肿瘤学博士
北京大学第一医院胸外科副主任医师

田同生
中国科普作家协会会员
跑过 130 多场马拉松的畅销书作者

救治痛苦、延长生命可能是人类永远都不会得到百分百解决方案的问题，但它却是人类永远会去奋斗的问题。斯蒂芬·科佩基博士在《别让慢病找上你》这本书中以医生和病人的双重身份，探讨了这个问题。他不仅提供了延长"健康寿命"切实可行的方法以帮助我们最大限度地呵护自己的身体，还用自己两次抗癌的历程告诉我们：医学从来不是冷冰冰的应用，而是深奥的人文关怀。

董明

云南白药集团 CEO

长寿时代，活得长并没有多少意义，尽可能长时间地保持最佳健康状态才有意义。然而，哪怕明白这一点，想法和落实之间的差距也是深沟高壑。既然运动和健康饮食的好处令人向往，为什么我们却如此难以改变自己的行为？读了斯蒂芬·科佩基的《别让慢病找上你》，你就会对此恍然大悟：我们不是缺少意志，而是缺乏习惯。

胡泳

北京大学新闻与传播学院教授

作为妙佑医疗国际（梅奥医院）的心脏病专家，斯蒂芬·科佩基博士的专业背景和个人患病经历赋予了这本书独特的价值，他不仅在医学领域有着深厚的造诣，更因其两次患癌的经历，使得本书在讨论慢性疾病预防时更具说服力。科佩基博士的这些经历使他深刻认识到，预防慢性疾病的重要性远胜于治疗，而这一理念也贯穿于本书的始终。我在两天内手不释卷地读完整本书之后，更是惊喜地发现很多我曾经说过，以及将来想对家人、朋友和病人说的肺腑之言，科佩基博士在书里都替我说了，这更让我对他认同有加、敬佩有加。

钟幼民

美国得克萨斯心脏研究所博士后，北京和睦家医院运动心血管专家

我们正进入一个崭新的"慢病时代"，我们既享受了祖辈们从未有过的优越生活，但同时又将面对前人从未经历过的种种挑战，而这本书是一本科学全面的健康保健知识大全，可以让你从零开始学做人生的健康规划，让你从容不迫地进入这个时代。

王兴

北京大学肿瘤学博士，北京大学第一医院胸外科副主任医师

这是一本预防慢病、提升健康寿命的不可多得的操作指南。本书中的6个步骤都是我自己多年来一直在践行的生活习惯，我可以拍着胸脯说，它们确实能有效帮助我们预防慢性疾病、过高质量的生活。我还不禁感叹，假如自己能在中年时就读到这本书，那我的人生就会更加不一样。

田同生

中国科普作家协会会员，跑过130多场马拉松的畅销书作者